安保流 × 太田流

老いない人の健康術

「免疫」と「水素」の力で、死ぬまで元気！

新潟大学名誉教授
安保 徹 × 日本医科大学教授
太田成男

産学社

はじめに

社会が進歩して複雑化すると、それぞれの分野は専門化して、その結果スペシャリストが生まれます。今の日本がその状況になっていて、学問の分野でも医療の分野でも高度に専門化が進んでいます。臨床医学の専門医制度もその流れで生まれました。一般の人たちも、専門化した分野に対してはしだいに理解が遠ざかるので、その分野はその分野のスペシャリストにお任せする傾向が強くなってきます。このようにして、**医療の世界では、一般人が患者の立場になると「すべてお任せ」ということになってきた**と感じられます。

その結果、**二つの現象**が生じています。**医療側では専門化が進みすぎて、自分の専門分野しか知らない、体全体から病気を見る目が低下するという現象**が起こっています。**患者側のほうでは、どうせ病気のことは理解できないので、「お任せ」のはびこ**

りと自助努力の低下という状態が拡大しているのです。

しかし、多くの病気が生活習慣病と呼ばれているように、**患者自身の生き様を抜きにして病気の診断はできないし、治療しても良い成果は期待できない**のです。実際、**今の日本では医学や医療が進歩したはずなのに、病人は治らずに増え続けています。**医師不足にはなるし、医療費も増大するばかりです。

文明社会の弱点が見えてきたように思います。良い流れを作るには、**生き物の仕組みや病気の成り立ちを考え直す必要がある**でしょう。体の構成は部分の集合と同時に、全体を束ねるシステムが巧妙に働いています。自律神経や白血球、そしてエネルギー生成が相互に関連しあうことで、体全体の仕組みは成り立っているのです。専門分野にばかり目を向ける医療関係者もこうした理解を深めるべきでしょう。

一方、**一般の人も病気になった時に医師任せばかりにしていては、病気はなかなか治らない**のです。その人の過酷な生き方が全身を束ねるシステムに変調をもたらし、個々の臓器の病気を作り出しているからです。例えば、忙しさが続くと心臓も悲鳴をあげるし、血流低下によって腎機能にも影響が出ます。

私は、長い間、自律神経の働きや免疫系の仕組みを研究してきましたが、ここ10年くらいはエネルギー生成の問題にも目を向けるようになりました。地球上に最初の生命体が誕生した36億年前からの歴史をたどると、私たち人間を含む真核生物は、嫌気的解糖系生命体に好気的ミトコンドリアが共生することで再出発しています。このため、食べ物からエネルギーを取り出す方策も二つ抱えています。

このような背景を思い、日常生活を見渡した時、二つのエネルギー生成系が、かなりの頻度で個別の役割を果たしているように見えてきたのです。運動一つとっても、白筋の瞬発力は解糖系に依存していますし、赤筋の持続力はミトコンドリア系に依存しています。息を止めて走ることと、有酸素でエアロビクスを楽しむことは、前者が解糖系・白筋・瞬発力、後者がミトコンドリア系・赤筋・持続力につながります。

さらに、細胞分裂の促進と抑制が、それぞれ解糖系とミトコンドリア系に依存していることに気づきだしてから、エネルギー生成系の勉強も始めました。この時期に真っ先に出会ったのが、**太田成男先生と瀬名秀明氏の『ミトコンドリアのちから』**（新潮文庫）です。文庫本にしてはレベルが高く、繰り返して読んだものです。

このようないきさつで、このたび太田先生と対談できる機会を得たことは大きな喜びでした。多少緊張もしましたが、色々なお話を聞けて良かったです。読者の皆さまにも、自分自身の体の仕組みを知ることや健康を守るための一助になると思っています。

2016年4月

安保徹

目次

はじめに（Text＝安保徹）——2

序 章 頑張りと無理の境を知る……13

ストレスは、万病の元——14
留学時代の強烈なプレッシャー（太田教授）——17
ストレスで7、8種の病気を抱え込む（安保教授）——22
頑張りと無理の境は、人それぞれ——25

第1章 寿命は遺伝か、環境か
——長寿の時代を幸せに生きるコツ……29

人は120歳まで生きられる——30 大きい動物ほど長生きする？——32

人の寿命はミトコンドリアの寿命――34　寿命は遺伝？　それとも環境？――36
元気な高齢者の共通点――人のために生きる――38
病院通いが生きがいになってはいけない――40
沖縄100歳老人、長寿の秘訣――43　長寿村は空気が薄い地域に――45
長生きするための古い免疫力――47

第2章　薬や医者とどう付き合うか

第2章　薬や医者とどう付き合うか……51
日本人が〝薬好き〟な理由――52　降圧剤の飲みすぎで認知症に――54
脳出血から脳梗塞の時代へ――57
血圧の基準値の変遷が、高血圧患者を作ってきた？――58
コレステロール降下剤で「寝たきり」に!?――60
異常値もコントロールしだい――62　血流ドロドロ状態は、実は臨戦態勢――63
自分が気をつけるべき病気は、自分で考える――66

第3章　若さを作るエネルギーは、どこから生まれるのか
──元気なミトコンドリアを育てる方法……69

ほとんどの病気は、ミトコンドリアと関わる──70
瞬発力の解糖系、持久力のミトコンドリア系──72
歳をとると転びやすくなるのはなぜ?──76　霜降り和牛は、運動不足?──77
エネルギーはミトコンドリアで作り、遺伝子は核で守る──78
赤血球にミトコンドリアがない理由──81
自律神経はエネルギー「消費」と「蓄積」の変換スイッチ──83
運動や食事は、年齢によって変えるもの──86　体は冷やすことも必要──89
成長期は、解糖系が重要──91　がむしゃらに頑張る時は、ストレスに注意──93
厄年とはミトコンドリアが減る時期のこと?──94
いくら寝ても疲れが残るのはなぜ?──96
2週間の運動でミトコンドリアは増える──97
自分にとってほど良い運動を見つける──99

少し強めの運動で、何歳でもミトコンドリアは増える――103
運動する人のほうが、寿命は長い――107
考えごとをしながらの運動は、アルツハイマー予防にも――109
頑固な人はアルツハイマーに注意――110　「生真面目さ」も病気の元――111
姿勢を正すだけでもミトコンドリアは増える――113
サウナ後の水浴びは、ミトコンドリアを増やす――116
空腹を感じるとミトコンドリアが増える――117
早食い大食いは、老化を早める――119　脂肪がたまると、食欲が増す悪循環――121
太りすぎが、やせすぎに変わる65歳に注意――123

第4章　体のサビをとる、水素の力

第4章　体のサビをとる、水素の力……127
老化は酸素の害から始まる――128　ストレスが活性酸素を作る――130
活性酸素が増えるから運動はダメ？――132　鳥型ミトコンドリアは高性能――134
ミトコンドリアの〝燃費〟を上げると活性酸素は減る――135
善い活性酸素、悪い活性酸素――138

「抗酸化ビタミンは摂るほど良い」は誤り――140
悪玉活性酸素だけを取り除く、驚くべき水素のチカラ――142
水素は「悪いところ」だけに効く――144
水素が抜ける時間で健康がわかる?――146　水素には副作用がない――148
水素研究の幕開けが医療の常識を覆す――149
抗酸化、抗炎症作用、抗アレルギー……広がり続ける水素研究――151
水素ガスで脳梗塞が縮小――152　水素は放射線の害を軽減する――153
アンチエイジングと美容にも効果的――155　水素水の選び方――157
「副作用のない医薬品開発」も夢ではない――159

第5章　病気に打ち克つ免疫の力

第5章　病気に打ち克つ免疫の力……163
白血球はマクロファージから進化した――164
古くから存在する機能のほうが万能である――165
免疫も「己を知る」ことから――167　白血球の数値はどう読むか――169
「リンパ球比」で自分の免疫力を知る――170

「生物学的二進法」という原点——173　生き方の偏りで、病気になる——176
ストレス反応は生命保持のため——178
がんは低体温、低酸素、高血糖への適応現象——180
ミトコンドリアＤＮＡが傷つくと、がん死亡率が高まる——182

終章　よく生きるとは、よく死ぬこと……185

インディオに学んだ「潔い死」——186　過剰医療の反省期へ——187
老衰と肺炎は、自然の摂理の範疇——189　人は何のために長生きするのか——192
老化を遅くする方法——195　好奇心がミトコンドリアを増やす——198

おわりに（Ｔｅｘｔ＝太田成男）——201

Credits

帯写真撮影：池田昌泰

装丁：原田恵都子（ハラダ+ハラダ）

本文レイアウト：矢田秀一（フロンティア・クリエイト）

対談進行・構成：末村成生

序章

頑張りと無理の境を知る

ストレスは、万病の元

安保▼ 人が病気になる最大の原因は、**煎じ詰めればストレス**と言えます。日本はストレス社会と言われますが、**ストレスというのは時代とともに変化**します。一昔前は、肉体的ストレスの比重がとても高かった時代です。家事であれば今のような便利な機械がないから、朝早くから薪でめしを炊き、洗濯板でゴシゴシ洗濯したりの重労働。仕事も土木工事でつるはしを振り下ろすような肉体労働が多かったから、体を限界まで酷使して壊してしまうことが多かった。

今の時代はオフィスワークが多くなって、肉体の酷使は少なくなった。その代わり、競争社会だとか職場の人間関係だとか、**心理的ストレスが増えています。**

太田▼ パソコンで仕事をする人が増えて、四六時中メールチェックしていますね。ホテルのカフェで朝食を摂りながらノートパソコンを開いている風景が、あたりまえになってきました。ゆったりと朝食を楽しむ時間もない大変な時代ですよね。

安保▼ **30～40代の一番元気な時期の若い女性でも、子宮内膜症や乳がんのような大病を患う人が増えています。**私もよく相談を受けるので、何かつらいことがなかったか聞いてみると、夜中の2時頃までパソコン画面を見て仕事している人が多い。睡眠不足と目の酷使で体を壊しているんです。**昔と今では労働やストレスの質が変わってきているけれど、日常生活のなかに体を壊す原因があることは同じ。**このことを知らないと危険ですね。

太田先生は、夜遅くまでパソコンを使うこととかあるんですか？

太田▼ 最近は早く寝るようにしています。家庭の事情もありまして、子どもが自立して、家には奥さんが一人になってしまったから、できるだけ早く帰って一緒に夕食を食べるようにしています。

安保▼ 先生は、奥さん想いのいい旦那さんですね。

よくある話ですが、旦那さんが夜遅くまで仕事をして、奥さんが一人で夕飯を作ってずっと待っているという状況があるでしょう。夜の9時10時まで待たされるのは、すごく精神的な負担です。外で働いている男性はほとんど自覚していないいんですが、相手には相当なストレスを与えていて、うつ病などの原因になっているんですね。

太田▼ 僕も昔は全然家に帰れない時期があったので、あまりえらそうなことは言えないな。でもその時は、子どもが一緒に住んでいたから、一人にしているわけではないので、まだ許してもらえますかね（笑）。

安保▼ 日本の男性は、スタートが遅くて午後になってから頑張りだす独特の癖があるような気がします。まあそれは、自分たちがそうだからかな？　今の若い人たちは、昔とは大分変ってきている気もしますが。

太田▼ どうでしょう、昔よりは効率良くやっているような気がしますが……。まあ確かに、昔は夜中まで頑張るのが日本人みたいな風潮がありましたよね。研究室なんかでも、夜遅くまで灯がついてないと「あそこは何やっているんだ」とサボっているみたいに思われたし（笑）。

安保▼ 日本人はそういう生き方を少しずつ改善していかないといけませんね。でも太田先生は、今までずいぶん頑張ってきたんじゃないの？

太田▼ 自分はまあ、わりと楽観的な性格で、適当に息抜きができるタイプだと思っています。飲みに行ったりカラオケに行くのも好きだし、仕事の合間に適当に遊んでますよ。

留学時代の強烈なプレッシャー（太田教授）

安保▼ ストレスに押しつぶされそうになった経験とかはなかったの？

太田▼ 今思えば、スイスに留学していた頃が一番きつかったですね。1985年にスイスのバーゼル大学に留学したのですが、この大学にはミトコンドリア研究を最先端でけん引するゴットフリート・シャッツ先生がいらっしゃいました。シャッツ先生は1968年にミトコンドリアDNAを発見し、ミトコンドリア研究で次々と業績を上げていた方です。当時から日本人の留学希望者も多かったのですが、受け入れる席が多くないので、ほとんどの人が断られており、なかなか狭き門でした。

シャッツ先生からはマンツーマンで指導を受けることができたのですが、これが非常に厳しいものでした。少しでも手を抜くと鋭く突っ込まれ、指導後はいつもヘトヘトになるのね。相当なプレッシャーで、精神安定剤を飲むことさえありました。

その時癖になったのが、コーヒーのがぶ飲み。シャッツ先生と話をする時は眠気があってはいけないし、緊張もするから、コーヒーをガブガブ飲みながら話をする習慣がついていました。それ以来、コーヒーを受けつけない体になってしまったんですね。

安保▼ コーヒーを飲みすぎて、カフェイン中毒になったのですか？

太田▼ カフェイン中毒ではありません。コーヒーを飲むとたんに頭がフル回転して、興奮状態になってしまうんです。落ち着きなくそわそわしてしまって。

安保▼ もう、パブロフの犬だね。

太田▼ そうそう。コーヒーを飲むと頭がフル回転し、興奮状態になる条件反射の回路ができあがったわけ。

安保▼ 大変だ。太田先生がコーヒーを飲んだら、周りの人は避難しなくちゃいけないね（笑）。

太田▼ そうなんです。それから20年くらいはコーヒーが飲めなかった。付き合いとかでたまに無理してコーヒーを飲むと、そわそわ気分が落ち着かなくなるからすぐにバレます。よく妻から「あなた、またコーヒー飲んだでしょう」と指摘されていました。職場でも、私がコーヒーを飲むと何を言い出すかわからないと避けられるんです（笑）。

安保▼　留学先では言葉の壁も大きいし、厳しい教授にもずいぶん鍛えてもらったんでしょうね。先生は当時の試練をどうやって乗り切ったんですか？

太田▼　シャッツ先生はすごく厳しかったけど、同時に気配りにも長けた人でした。「夏の休暇はしっかりとりなさい」とヨーロッパ各地へ家族旅行を勧めてくれたり、研究室のメンバーでオニオンケーキを食べに出かけたり、野外パーティを開いたりと、今思い出せば総合的には楽しい思い出ですね。

あの頃の経験がなければ、水素の研究を始めて2年足らずで「ネイチャー・メディシン」誌に最初の論文を発表できることもありませんでした。研究者としての力量をすごくつけてくれたし、頑張りと無理の境を知るためには良い機会だったんでしょうね。

安保▼　それで、今はコーヒーを飲んでも大丈夫なの？

太田▼　ある日気がつくと、いつのまにかコーヒーが飲めるようになっていました。

コーヒーを飲んでも奥さんに気づかれないようになったんです。水素研究を始めてからしばらく経った頃ですね。

安保▼ 水素研究が関係しているのですか？

太田▼ 直接関係しているわけではありませんが、水素研究を始めたことで、自分がすべきことを確信でき自信がついたからだと思います。**世の中にはさまざまな研究がありますが、「独創性」と「社会貢献性」を兼ね備え、没入できるテーマというのは、なかなか見つけられません。水素は、その点で申し分のないテーマ**です。

シャッツ先生からは、研究者としての心構えや技術の基礎をみっちり叩き込まれました。あの厳しい指導がなかったら、今の自分の仕事はなかったでしょう。後ほど詳しく紹介しますが、水素研究は、ミトコンドリア研究の延長線上にあります。ミトコンドリア研究をしていなかったら、水素研究にはたどり着かなかったでしょう。そのようにして見つけた水素という研究テーマに自信が持てるようになって、シャッツ先生を精神的に卒業できたのだと思います。

安保▼ なるほど。気持ちが切り替わってコーヒーも飲めるようになったと。太田先生の水素研究は、私も長年関心を寄せてきたミトコンドリア研究に裏打ちされたものなんですね。お話を聞くのが楽しみになってきたなあ。

太田▼ 今回は安保先生の免疫学にミトコンドリア学をクロスオーバーさせて、最新の水素研究についてもお話できたらと思います。1月にイギリスのオンライン科学雑誌に発表したばかりの研究成果についても紹介しますよ。

ストレスで7、8種の病気を抱え込む（安保教授）

太田▼ 安保先生は、ストレスで大変だった経験はあるのですか？

安保▼ 50歳の頃、自分の教室の人が遅くまで仕事をしていて、熱を持ったスタンドから出火して火事を起こしてしまったことがあるんです。夜遅くまで古い建物の屋根裏に燃え移り、8時間ぐらい火を消せなかった。100台ぐらいのパソコンが使えなくなったりして、大勢の人に迷惑をかけてしまいました。**その時に受けたストレスがすごくて、尿漏れ、高血圧、不眠症など病気を7〜8種類も抱えてしまいました。**噂には聞いていたけど、ストレスって大変だなあと実感しました。

太田▼ 昔の校舎は木造だから、火の回りが速くて大変だったでしょうね。研究者としては、人のパソコンのデータを焼失させてしまったんだから相当な心労だったと察します。

安保▼ 尿漏れ対策しながら大学に通うという、そんな鬱々とした状態が6カ月ぐらいは続きましたね。とにかく、迷惑をかけた周りの人に申し訳ないという気持ちでいっぱいでしたが、火事を起こしたことについて誹謗中傷を受けなかったのは救いでした。

でも、不思議なものですね。その間十分すまないという気持ちで過ごしたからか、**「そろそろ立ち直ってもいい時期かなあ」とある日ふと思ったん**ですよ。

そう思ったことがきっかけで、血圧は一気に下がり、尿漏れや不眠症もなくなった。それからは次々と他の症状も消えていきました。**悩みという心の状態が体に与える影響というのは強烈で、それに支配されると非常に危険**ですね。

太田▼ 日本人は責任感が強い人が多いし、自分を責めたり悩んだりすることで病気になるケースも多いでしょうね。先生の場合も、原因だったストレスが解消されることで病気も消えていったのですね。
ところで、先生が「そろそろ立ち直ってもいいかな」と感じたきっかけは？

安保▼ やっぱり時間だね。**時間というのは人の気持ちを整理したり解決に導く大切なファクター**だと実感しました。私の場合は6カ月の時間が必要で、それでバランスがとれたんでしょうね。

頑張りと無理の境は、人それぞれ

太田▼ 性格や責任感は人それぞれですね。起こってしまったことはしかたがないと割り切ってしまう人もいるだろうし、逆に6カ月どころか延々と悩み続けてしまう場合もあるでしょう。**ストレスの受け方も人それぞれだから、まずは己を知ることが大事**ですね。

安保▼ 確かに、すぐに割り切って考えることができたら、病気にはならなかったでしょうね。でもそれじゃあ無責任と思うところが自分の性格なのかな。

太田▼ 安保先生は、いろいろ悩みがちなほうですか？

安保▼ 私はね、母親譲りのクヨクヨ性格なんですよ。いつもクヨクヨしてしまいがち。クヨクヨするのは私の性格の悪い面なんだけど、逆にいい面もありますね。

いつまでも執拗に考え続ける性格は、研究者としていろんなことに気づくためにはプラスになると思いますね。そういうことで、今は自分の性格を受け容れているんだけど、けっこう悩みが多い人間だね（笑）。

太田先生はどうなの？

太田▼ いやあ、先ほどは楽観的と言ったけど、自分でそう思っているだけなのかな。うちの奥さんからは、やっぱりクヨクヨしすぎだと言われますね。いつも何か考え込んでるみたいな。車の運転中にも考え事をするので、助手席に人が乗ってないと危ないとか、行きつけの飲み屋に行っても何かしら考えていて、話しかけにくいとかよく言われます。

安保▼ やっぱり研究の道に進む人は、クヨクヨ性格が多いのかな（笑）

太田▼ 先ほど言ったように、自分のことを知ることが大事なわけです。だけど自分の性格を正確に把握するのはなかなか難しいですね。自分自身で感じていることと、人が自分を見た印象はけっこう違っていたりするから。

安保▼最近よく思うのだけれど、**人間の性格は親から引き継いでいる面がすごく多い**ですね。だから、**己を知りたいと思ったら、まず両親の性格を紙に書き出してみるといい**ですよ。自分で自分のことを分析するのは難しいけど、親の性格だったら客観的に見ることができる。書き出した性格を自分に当てはめてみると、意外と似ていることに気づくはずです。

太田▼精神活動の問題だからまだ解明されていないことも多いですが、**性格が遺伝することは確か**なようです。己を知るためには、まず自分の親を観察してみるのが手っ取り早いというわけですね。

安保▼先日こんな相談を受けました。「親族の兄弟が二人ともクモ膜下出血になったのだけれど、くも膜下出血は遺伝するの？」って。

太田▼遺伝といっても、親の体質とか生活習慣が伝わっている感じがしますね。

安保▼ **親の性格や習慣は子どもに踏襲されやすい**ですからね。それでよくよく話を聞いたら、その兄弟の性格がそっくりで、すごい頑張り屋さんなのね。やっぱり、動脈瘤ができて破裂するような、並ではない生き方をしていたんだよね、二人とも。

太田▼ 頑張ることは大事だけれど、限界を超えてしまえば病気にもなりかねない。私はよく学生にこう言うんですよ。**「頑張らないと何もできない。でも無理をしてもダメ。頑張りと無理の境を自分で知らないと、何事もうまくいかないよ」**と。

安保▼ 私も医学部の6年生や大学院生に会うと、必ずかける言葉が**「頑張るな」**です。いま研修医の少なくない人たちが過重な労働で、心を病んだり、自殺しているんです。特に救急医療を扱う医師に多い。40歳もすぎると廃人のように燃え尽きてしまう人もいます。人の命を守るという使命感が強く、志の高い人に限って、仕事をひとりで抱え込み体調を崩してしまう。日本人は、まじめな人が多いです。だから、「頑張れ」とはげますことはせず、「これまでよくやってきたね」と声をかけるようにします。**頑張りすぎず、怠らず**、が大事ですね。

第1章

寿命は遺伝か、環境か

——長寿の時代を幸せに生きるコツ

人は120歳まで生きられる

安保▼日本人の**100歳以上の高齢者がついに6万人**を超えました。**団塊世代が100歳を迎える2050年には68万人を超える**とも言われます。

太田▼江戸時代から100歳を超えるほど長生きする人はいたのですが、それはやはり特別なことでした。ところが現在は100歳を超えるくらいは簡単になってきて、**105歳を超えられるかが一つの壁**と言われるようになってきましたね。

安保▼**生物学的な人間の寿命は120歳**と言われています。世界中の長寿記録を調べても、実際そのあたりに落ち着きそうです。日本人の平均寿命は年々伸びていますが、**120歳という本来の寿命は昔も今も変わらず、おそらく未来においてもさほど変化はない**でしょう。

太田▼ 120歳という寿命がさらに延びる可能性についての議論はいろいろありますが、正直よくわかっていません。でも、120歳が150歳くらいまで伸びることは、突然変異などが起こらない限り考えにくいですね。

安保▼ ここまで日本人の平均寿命が延び、100歳を超える長寿人口が増えたことは、素直に喜ばしいことだと思います。しかし、**超高齢社会を迎えた日本において、幸福に長生きできるかを考えた場合、さまざまな疑問や不安が生じない人はいない**と思います。100歳まで生きていけるとしても特にやることがない、楽しみがないと思う人がいるかもしれません。こんな世の中ですから、社会や経済への不安だって大きいでしょう。

それでも人間は、うまく生きれば120歳までいける。太田先生が105歳の壁と言いましたが、少し前までは100歳が高い壁でした。そう考えると110歳、115歳、120歳の壁と言い出す時代はすぐそこに来ています。

太田▼ いくら長生きしても、寝たきりだったり、やることがなくて病院に通うだけの生活では面白くありません。長い人生をいかに健康に愉快に生きていけるかですよね。

何歳であってもこれからの時代を健康に生きていくためには、**病気にならないだけではなく、元気に楽しめる気持ちを持つことがすごく大切**だと思います。この対談は、そのための作戦会議のようなものです。

大きい動物ほど長生きする？

安保▼　人の寿命が１２０歳という根拠を示そうとすれば、なかなか複雑ですね。

太田▼　寿命についてのわかりやすい理論として、**代謝速度**を基準にしたものがあります。２５０年前にビュフォンという博物学者が考えた「生命活動代謝速度理論」は、**哺乳類が生涯使えるエネルギー（カロリー量）は決まっていて、それを使い切ると寿命が訪れる**という考えです。

この理論だと、**小さい動物は短命で、大きい動物ほど寿命が長く**なります。

なぜなら、体重に比べて体表面積が大きい動物ほど、体温を保つためにエネルギー消費量が大きくなり、短時間にエネルギーを使い果たしてしまうから、寿命が短くなるというわけです。

安保▼ 重さあたりの表面積は、大きい動物ほど小さくなるね。表面積が少ないほど体温が逃げにくくなるから、エネルギーを効率的に使える分長生きできるということですね。

太田▼ 『ゾウの時間　ネズミの時間』（中公新書）を書いた本川達雄先生なんかも、動物のサイズを基準に考えていますね。

安保▼ 「生命活動代謝速度理論」は、考え方としてはけっこういい線いってますよ。だいたい当たっているけど、すべての動物に当てはめようとすると無理がある。目安にはなるかなという程度で捉えればいい理論ですね。

人の寿命はミトコンドリアの寿命

太田▼代謝速度を考えた場合、**動物によってミトコンドリアの能力が異なるので、体の大きさだけでは決められないん**ですよね。

ミトコンドリアの詳しい話は後ほどするとして、**人間の寿命が120歳なのは、年齢とともにミトコンドリアの活性化能力がどんどん落ちていって、120年くらいでゼロになるから**と、ここでは言っておきましょう。

安保▼エネルギーを作ることができなくなって死を迎えるわけですね。**人間が生きるためにはエネルギーが必要で、エネルギーはミトコンドリアによって作られています**。だから、ミトコンドリアの寿命が人間の寿命と捉えることもできますね。

太田▼**ミトコンドリアが持つDNAも、酸化力を持つ活性酸素にさらされて加齢と**

ともに複製エラーが増えてきます。エラーが蓄積されれば、エネルギー代謝は衰えていきます。ミトコンドリアＤＮＡの変異は老化の原因の一つですね。
老化といえば、テロメアの話も面白いですね。

安保▼ テロメアというのは、染色体の末端にあって細胞分裂で短くなるという——。

太田▼ はい。**テロメアは細胞分裂ごとに一定の長さずつ切り取られていき、人の細胞の場合は50回程度の分裂で限界の長さに達します。50回という寿命の回数券を使い果たして細胞は死を迎えるわけです。**

安保▼ がん細胞にはテロメラーゼという酵素が働いてテロメアを再び延ばすから、細胞分裂を繰り返すことができるという研究は、２００９年にノーベル賞をとっています。

太田▼ テロメアについては、２０１１年にも興味深い研究論文が発表されました。**テロメアが短くなると、ミトコンドリアが減少し、活性酸素が増えて老化が進**

むのだそうです。

安保▼ということは、**ミトコンドリアを増やせばテロメアが延びるかもしれない。**なかなか面白い研究だなあ。

寿命は遺伝？　それとも環境？

太田▼寿命や老化について、**遺伝的要因**と**環境的要因**のどちらが多く関わっているのかという質問をよく受けます。

安保▼遺伝的要因が大きければ、いくら努力しても無駄と考えてしまいますよね。環境的要因というのは生活習慣のことだから、改善の余地はいくらでもあるわけだ。

太田▼**その比率は1対3なのですが、さてどちらが1でどちらが3でしょう？**

と答えを言う前に聞くことにしているんです。

安保▼ それは面白いねえ。悲観的な人は遺伝的要因が3と思うだろうし、楽観的な人は環境的要因が3と答えるんじゃないの？

太田▼ そうなんですよ。どちらを選ぶかで、その人の性格が見えてしまうところがありますね（笑）。

それで**答えは、遺伝的要因が1で環境的要因が3**。双子の寿命研究などから、そういうことがだんだん明らかになってきました。

安保▼ それを聞いてホッとする人は多いんじゃないの（笑）。何でも遺伝で決まっていたら、夢がなくなってしまうし、味気ない人生ですよね。

元気な高齢者の共通点——人のために生きる

安保▼ **高齢になってもずっと元気な人をみていると、いくつか共通点があります。**今年（2015年）104歳になられた日野原重明先生は今でも現役で働いていて、**人生の目的を持った人**は強いですよね。これをするために生きるんだという**目的ややりがい、社会に貢献しているという実感**を持てるかどうかは、とても大切なことだと思います。

太田▼ **「やりがい」**というのは**「幸せ感」**ですよね。幸福を研究する学会というのがあってそこで聞いたのですが、**「自分のために何かをやっても幸せにはならない。人のためにやることで、しかも自分にしかできないことをやるのが最高の幸せ」**なんだそうです。

安保▼ **自分にしかできないことを見つけるのは難しいかもしれないけど、役割だっ**

たら自分で作り出すことができる。やりがいを感じることは、仕事だけとは限りませんよね。自分の周りを見渡すだけでも、意外とたくさんあるものです。

例えば、**町内会の問題を解決**したり、**人権擁護のアドバイス**をしたり、**環境保護活動**でもいい。**70歳を超えても役割をたくさん抱えている人はみんな元気**だよ。やっぱり人の役に立って感謝されたら、これは幸せですよね。


太田▼ **趣味のグループで取りまとめ役を買って出る**のもいいですね。人のためになるというのは、社会貢献や世の中を良くするという大きなことだけじゃなくて、**小さいグループのなかでも十分できる**ことです。

そういったことを自分で見つける努力をすることが大切でしょうね。**自分の役割が向こうからやって来るというようなことはあまりない**と思います。だから、**自分がやってみたいことや得意なことを積極的に探すこと**が、結果的に健康や長寿につながっていくでしょうね。

会社で仕事一筋だった人が、定年後には趣味もなく時間をもてあましてしまうというのはよくある話ですが、**まず趣味を見つけること**から始めるといい。**一人でやるよりもグループで集まって学ぶほうが、コミュニケーションが発生**

して脳への刺激にもなります。

病院通いが生きがいになってはいけない

安保▼**自分の役割を探して目的ややりがいを手に入れることが、健康長寿の秘訣**ということですね。これは本当に大事なことだと思います。

というのも、**今日本人の後期高齢者がやたらに病院通いしている**でしょう。**生きる目的がない老人にとって、一番手っ取り早く自分を認めてもらえる機会が、病院に行くこと**なんです。「病気だから」と言えば、家族も社会も目を向けてくれて関わりが持てるというわけ。だから、ちょっとしたことでもみんな病院に行って、**通院が社会との唯一の接点みたいな高齢者が増えています。**

太田▼病院に行くことが、生きる目的ややりがいの代わりになってしまっているんですね。

安保▼そういう人は、毎日出勤するように病院に通っています。医者の方から「次回からは1週間に1度来るだけでいいですよ」と言われたら、「先生そんなこと言わないで！」となります（笑）。

太田▼今や日本の**国民医療費は、40兆円を超えてしまいました**からね。

安保▼後期高齢者は1割負担で済むから、ひまさえあれば病院へ行って薬をどっさりもらってきます。それで保険料の負担はといえば、非正規雇用が増えて給料が低い若者たちが負っている。

太田▼病院の窓口で払う額が少なければ、医療費が財政を圧迫している実感もわきにくいでしょうね。

安保▼医療費を自分で負担しないと、けじめというものがなくなってきます。なんとなく病院に行って、健康のことはすべて医者任せ。自分の工夫で病気を治そうという気にはならないでしょう。

太田▼　病院に行くたびに何万円も請求されたら、自分でなんとかしようと思うようになるかもしれませんね。

安保▼　**物事を自分で考えて、自分でなんとかしようという人は少しずつ増えてきているとは思います。そういう人は、無駄な薬はいらないとはっきり言えるし、病院にも行きたがらなくなります。**

私は団塊の世代ですが、せめて自分たちの世代からでも、**あまり病院のお世話にならないような生き方に変えていく必要がある**と思っています。そのためには、**今の制度にどっぷり浸かった医療を見直して、自分の健康は自分で守るという意識を持つこと。そして、生涯にわたって生きる目的や生きがいを持ち続けること**が大事なんですね。

沖縄100歳老人、長寿の秘訣

安保▼20年ほど前に、私の研究室で**沖縄に住む100歳老人の調査**を行ったことがあります。調査対象は60名ほどでした。

面白かったのは、誰一人として健康法と言えるものを持っていなかったことです。**共通していたのは、みんな自分の小さな畑を持っていて毎日通っていました。**一坪ぐらいの小さな畑でも、毎日やらなくてはならないことがたくさんあるわけ。そうやって、**何かやることを持っている人たちが長生き**していました。

太田▼畑仕事という日課を持っていることが、生きがいにもなっているんでしょうね。**本人が健康に無頓着だったとしても、毎日畑で体を動かしてミトコンドリアを活性化できる**から、これが知らず知らずのうちに健康の秘訣になっています。

長生きをする人はわが道を行くタイプで、けっこうわがままな人が多い

（笑）。いくらタバコが体に悪いと言っても、頑固にタバコを吸い続けて100歳を超している人もいるし。ちょっと乱暴な言い方をすれば、**自分の思った通りにストレスをためないで生きている人が長生き**しますね。

安保▼一つのことに固執しないというか、こだわりすぎないことも大事ですね。

太田▼健康にこだわりすぎる人は、「健康のためなら死んでもいい」とまで言っちゃいますからね（笑）。**健康に良いとされていることを細かく追求しすぎると、逆にストレス**になってしまいます。

安保▼**いろいろな健康法を提唱した人たちの寿命を調べてみたことがあります。皆さん平均寿命よりは長く生きているんだけど、意外と長生きしていない**んだなという印象を持ちました。70〜80歳まで生きているから、まあそこそこ長くは生きています。だけど、100歳の域にまで達するほどの長寿には至らないですね。

だから、**健康法にこだわるよりも、沖縄の100歳老人のように気ままに生**

きることが健康長寿の秘訣になるのかな。自然と毎日適度な運動もしているしね。

太田▼ **畑仕事は、ちょっと負荷がかかるという意味で適度な運動になっていた**のでしょう。**1日1万歩ウォーキングすると良いとかよく言われますが、ただ漫然と歩いていてもあまり効果がない**ですね。**その人にとって多少きつい運動をすることで、ミトコンドリアが増えて効率よくエネルギーを作り出すことができます。**

長寿村は空気が薄い地域に

安保▼ 日本でも外国でも、**長寿の村は空気が薄い地域に**あります。標高が高くて空気が薄い地域。あんまり空気が薄いと高山病になってしまいますから、**標高300〜700メートルぐらい**がちょうどいいですね。あとは、**暖かくて熱帯病がない地域**ですね。暖かい地域も上昇気流で空気が薄めです。

太田▼ **長寿日本一の長野県はそれくらいの標高**じゃないかな。

安保▼ 保養地で有名な軽井沢が標高300メートル、諏訪湖のあたりが700メートル程度。**適度に空気が薄いと、副交感神経が優位となりリラックスして眠くなりやすい**ですね。

太田▼ 人間がゆったり過ごすのに適した気圧なんでしょうね。**酸素濃度が低いことが老化の進行をゆるやかにし、長寿に結びついている**と考えられますね。

安保▼ 空気が薄くて長生きだったら、その逆は怒ったり妬んだりの興奮の世界。**ゆったり長生きするには、過剰な酸素を抑える生き方や考え方が必要**だね。

長生きするための古い免疫力

安保▼ 沖縄100歳老人の話には続きがあるのですが、現地で100歳老人の免疫力を調査しました。そうしたら、みんな**自己抗体の値がすごく高かった。**SLE（全身性エリテマトーデス）とかリウマチ患者並の自己抗体が出ていました。つまり、病気ではないけれど、自分の細胞を攻撃する抗体を多く持っていたわけです。

100歳老人たちの自己抗体は、自分の体を守るために増えたと考えられます。つまり、老人たちの体は**〝古い免疫〟**にしっかり守られるようになっていたんですね。

太田▼ 〝古い免疫〟というのは、自然免疫のことですよね。

安保▼ はい。一般読者にはそう言ったほうがわかりやすいかなということで……。

免疫には、古い免疫（自然免疫）と若い頃の免疫（獲得免疫）があります。若い頃と歳をとってからでは免疫系に変化が起こるのです。

若い頃は活動も活発だし、人生経験が少ないほど外部のウイルスや細菌に対する免疫もついていない。だから、免疫機能としては外部の敵から身を守ることが重要です。外部の敵から身を守る免疫細胞（B細胞やT細胞と呼ばれるリンパ球）は、骨髄や胸腺で育つのですが、特に胸腺は老化が早く、加齢により脂肪に変化し、若い頃の免疫系は衰えていきます。

その代わり歳をとってからは、「NK細胞」など古いタイプの免疫細胞が増えてきます。これらの免疫細胞には、がん細胞やウイルス感染細胞を異常自己として攻撃する力が備わっています。つまり古い免疫（自然免疫）ですね。

太田▼　NK細胞や胸腺外分化T細胞は、腸管や肝臓に多い免疫細胞ですよね。

安保▼　腸管や肝臓に多いのは、人間の祖先がまだ海に住んでいた頃のなごりと考えられます。海のなかに住んでいた頃は、地上のように空中を彷徨《さまよ》う外敵がいなかったから、水中から敵が侵入しやすい腸管や肝臓に免疫細胞が集まっていたのでしょう。

太田▼遥か昔から存在し続ける免疫システムだから〝古い免疫〟というわけですね。**歳をとると、外部からのウイルスなどには大抵の免疫ができているから、むしろ体内の異常に対応できる免疫の方が重要**ですよね。

安保▼はい。**歳をとると、若い頃の免疫（獲得免疫）が衰えますが、古い免疫（自然免疫）はむしろ強化されます。沖縄１００歳老人の長寿の秘密は、古い免疫にしっかり守られていた**ということです。

太田▼１００歳まで生きるような人はもともと免疫力が高いのだろうけど、**腸内環境も整っているのかも知れませんね。**

安保▼沖縄に住む40～60代の人（43名）と１００歳老人たちの白血球分布を比べたら、**古いタイプの免疫細胞が顕著に増えていました。**

太田▼ 古い免疫系が強化されるという現象は、**沖縄という地域性は関係ない**でしょうね。他の地域の100歳老人にも、これは当てはまるでしょう。

安保▼ そうですね。当時100歳老人を60人も集めることができる場所といえば、沖縄県しかなかったということです（笑）。

第2章

薬や医者とどう付き合うか

日本人が〝薬好き〟な理由

太田▼ 先ほど高齢者の病院通いについて話しましたが、病院に行くと必ず薬が出されます。**日本人の薬の消費量は世界でも群を抜いていて、薬をとてもありがたがる傾向**がありますよね。

安保▼ 病院に行って薬をたくさんもらってくることにも、何か自分を大事にしてもらっているというか、安心感が得られるんでしょうね。

太田▼ 働き盛りの人でも、メタボ健診なんかで数値が高ければ、血圧や血糖値、中性脂肪なんかを下げる薬がやたらと処方されます。自分の周囲を見回すだけでも、ほとんどの人が何らかの薬を飲んでいる状況です。

うちは夫婦そろって今は薬を一切飲んでいないのですが、これは珍しいケースのようです。

安保▼うちも二人とも薬を飲んでいないですね。少しは医療費節約に協力しているかな（笑）。

太田▼医療費による財政圧迫が問題になっていますが、患者サイドにそういった危機感はなく、とても気軽に薬を飲んでいるなあという印象を受けます。

安保▼日本各地には、薬師如来《やくしにょらい》を祀《まつ》る寺やお堂がたくさんあるでしょう。**日本人には、昔から薬を大切にする文化が根づいている**んですよね。もともと薬に親しむ習慣があったわけです。

ただ、**昔と今では薬の質がかなり違っています**。いわゆる**和漢薬と西洋薬**の違いですね。**和漢薬**は、薬の苦味から体の排泄反射を促して血行や便通を整えたりとか、**体に間接的に機能するような作用**の仕方ですね。一方、**西洋の薬は切れ味が鋭くて一気に効く**わけです。

例えば、解熱剤や痛み止めとして使われる消炎鎮痛剤は、痛みの原因となるプロスタグランジン産生を抑える代謝阻害剤です。プロスタグランジンの産生を阻害すると、交感神経が常に緊張した状態になります。**健康な人の脈拍は1分間に60～70くらいですが、痛み止めを飲んだり貼ったりしている人は、80ぐらいに増える**んですよ。

だから、消炎鎮痛剤を常用すると交感神経緊張によるさまざまな障害が出てきます。例えば**腰痛で湿布薬を貼って胃の調子が悪くなったり、脈拍が増えて興奮して夜寝つけなくなったりする**ので、消炎鎮痛剤と一緒に胃薬や睡眠薬を飲まなくてはならない羽目に陥りますね。

今の日本人は、効き目が強い西洋の薬を和漢薬と同じ感覚で使ってしまっていますが、そのギャップは大きいと思います。

太田▼**効き目が強い分、摂りすぎると副作用も強い**わけですね。

降圧剤の飲みすぎで認知症に

安保▼**日本で認知症が多い理由の一つに、薬の問題がある**と思います。**高齢者では**

降圧剤を常用している人が多いですよね。**降圧剤を長期間飲み続けると、血圧が下がりすぎて脳の血流が停滞**してしまいます。

太田▼ 高血圧といっても、ほとんどは原因がわからないわけですよね。

安保▼ **ほとんどの医師は、原因など気にせずに数値だけ見て降圧剤を出しているん**じゃないでしょうか。

太田▼ 原因を探ろうと思えばできるのだろうけど、**結局は降圧剤を出して終わりなので、原因を探ること自体無駄になってしまう**。今の医療はそんな構造になっていますよね。だから**現状は、高血圧の原因を知ることのメリットが見出せないという恐ろしい状況**なのではないでしょうか。

安保▼ その通りだと思います。**血圧というのは、その人の生き様を表す数値**です。**バリバリ元気に働く人の血圧は150～160**(mmHg)**くらいあって当然**です。**血圧を上げて働く人は、夜早い時間に寝ることでバランスをとることができ**

ます。それもできずに無理が重なった場合は、そういった生活を改めることが必要です。そう考えれば、わざわざ降圧剤を飲む理由は見当たらないはずです。

太田▼降圧剤を飲み続けて**脳の血流が停滞すると、さまざまな障害**が起こります。脳にはミトコンドリアが多いから、**血流障害によってミトコンドリアの機能が低下し、脳組織の萎縮などでアルツハイマーや認知症の要因**となりますね。

安保▼脳の血流障害は、**脳梗塞の原因にも**なります。血流が心臓に詰まると**心筋梗塞**になるし、肺で詰まれば**エコノミー症候群**ですね。

太田▼脳血管障害では、昔は脳梗塞より脳出血が多かった。それが1970年代頃から逆転していますね。やはり時代の変化なんですかね。

脳出血から脳梗塞の時代へ

安保▼ 昔は今よりも肉体的ストレスが大きかったという話をしましたが、労働などの環境変化によって、かかりやすい病気も変化します。

1950年代から1970年代頃のいわゆる日本の高度成長期は、今よりも肉体を酷使するような重労働が多かった。住環境や食糧事情も現在のように満ち足りていませんでした。そういう時代だから、頑張って血圧を上げていくような生き方が必要とされたので、クモ膜下出血や脳出血による死亡率が高かった。

脳梗塞が増え始めたのは、高度成長期を過ぎてオフィスワークが主流になってきた時期と重なります。**労働環境が変化し食生活も豊かになったことで、脳の血流は破裂する（出血）よりも詰まりやすい（梗塞）時代に変化した**ということでしょうね。

太田▼ そう考えると、昔の日本人に高血圧が多かったのはあたりまえで、やはり血圧は環境変化に順応して上がったり下がったりしているわけですね。**血圧は自律神経にコントロールされていますが、必要に応じて高血圧になったり低血圧になったりしている。**そのしくみをしっかり理解して、実際の診療に役立てている医師はどれくらいいるのでしょうかね。

血圧の基準値の変遷が、高血圧患者を作ってきた？

安保▼ 今の医者は、血圧はただ低ければいいと思っています。**血圧の基準値が時代によって変遷している**ことも、あまり知らないのではないでしょうか？

私が学校を卒業した頃は、血圧の上限値は180でした。それが昭和50年（1975年）ごろには160になり、今では140まで下がり、理想値を130としています。

太田▼ **130なんていったら、普通に働いている人はすべて高血圧患者**にされてしまいますよ（笑）。

安保▼ 先生も私も薬出されますね（笑）。時代とともに高血圧患者が少なくなり、それで基準値が下げられてきたんだね。**昔のような過酷な労働が減れば、汗もあまりかかないから体が塩分を欲しなくなります。それで自然に日本人の血圧も下がってきた**のでしょう。

太田▼ 高血圧といえば、塩分の過剰摂取を控える栄養指導が進められてきました。しかしながら、**時代とともに生活習慣が変化し、昔ほど塩分を必要としない体に変化している**ということですね。

安保▼ 塩分の過剰摂取は重労働が多かった時代の話です。ところが**今でも「塩分を摂りすぎると、血圧が上がって脳卒中を起こしやすい」と思い込んでいる医者が多い**から、減塩するように指導します。**もともと塩分が過剰なわけではないのに減塩すれば、塩分が不足して低体温になり、低体温がさまざまな疾患の原因となってしまいます。**

脳梗塞などは典型的な例ですね。現代の高齢者は楽な生活に慣れているから、脳出血を起こす元気さえなくなっていると言えます。

太田▼**今は病院で血圧が１４０を超えれば、すぐに降圧剤が出されます。たとえ患者が薬はいらないと希望したとしても、病院としては出さざるを得ない**というのが今の医療の現状でしょう。

検査の数値を基準に出される薬が自動的に決まっていて、それに従わないと医療が成り立たないという状態ですね。

コレステロール降下剤で「寝たきり」に!?

安保▼今の医者は、診療時にほとんど検査値しか見ていません。**人間の体は複雑で総合的な判断が必要なのに、個別の値だけを取り上げて診断するのは危険**なことですね。

太田▼そもそも、**正常値だから健康と言えるわけでもない**でしょう。大体、検査ですべて正常値に収まる人なんていないわけだし。

中性脂肪などは、異常値の方が長生きですよね。**150**(mg/dℓ)**以上が異常値とされていますが、200ぐらいが一番長生き**です。

安保▼中性脂肪や悪玉コレステロールが増えすぎると、動脈硬化の危険性があるからといって、コレステロール降下剤が使われます。しかしこの薬が実は「寝たきり」の原因になっているのです。

太田▼薬でコレステロールを下げると、ミトコンドリアの機能障害を起こしやすいですね。どういうことかというと、ミトコンドリアが多い横紋筋（手足を思うように動かす筋肉）が破壊され、**横紋筋融解症**となってしまいます。

安保▼筋肉が炎症を起こし、筋力低下やマヒを起こします。横紋筋が発達したスポーツ選手は急激なダメージを受けるのですが、**横紋筋が少ない老人の場合は、長い年月をかけて徐々に足腰が弱ってきます。**

太田▼　確かに日本の寝たきり老人は、他国に比べて群を抜いて多いですね。

安保▼　**スタチン系コレステロール降下剤の日本の消費量**を知っていますか？　実に**6〜7割が日本で消費**されています。

太田▼　それは異常ですね。特に運動選手のコレステロール値が高いのはあたりまえなのだから、薬を使う側がしっかり把握してコントロールするべきです。

異常値もコントロールしだい

安保▼　80歳でエベレスト登頂に成功した三浦雄一郎さんとお会いしたことがあるんですが、三浦さんのように過酷なトレーニングを積んでいる人は、基準値なんてほとんど意味をなさないですね。異常値が多くても特に問題ない。だって、正常値かどうか気にしていたら、あんな偉業を成し遂げられるわけないじゃない（笑）。

太田▼トライアスロンなんかも非常に肉体的ストレスがかかるわけですよね。あそこまで激しい運動をすれば、僕もさすがに体に悪いんじゃないかなあと思ってしまいます（笑）。

だけど、競技者はトライアスロンが好きでやっているわけだし、競技が終わってスッキリしたり、達成感を感じたりする心理的なプラス要因と肉体的なダメージがバランスをとって、総合的にはあまりストレスになっていないのかもしれませんね。

血流ドロドロ状態は、実は臨戦態勢

安保▼よく健康な血液はサラサラとか言うでしょう。でも、**血液はいつもサラサラしていればいいわけではなくて、ドロドロな状態が必要な時もある**わけです。

太田▼　登山やトライアスロンなどで肉体的ストレスを負いながら頑張っている時は、血液サラサラという感じでは無理でしょうね。

安保▼　日常生活でもカッとなって頭に血が上った時などは、交感神経が緊張して低酸素・低体温の解糖系の世界となります。この時、血液中の赤血球は数を増やしてくっつき合うことで、ドロドロ状態です。

これは生物として本能的な反応ですよね。**トライアスロンで相手と競争している時は、興奮した臨戦態勢ですから、血液をドロドロにして挑む**わけです。

こんな時は末端の血流は止まってしまいます。

ところで、末端の毛細血管の直径と赤血球の直径は大体同じ7・5ミクロン程度なんですね。これはなぜなんだろうといつも不思議に思っていたんですよ。

太田▼　同じサイズだと通り抜けにくいじゃないかということですか?

安保▼　そうそう。なぜこんな窮屈な設計なのか、進化の合目的性を欠いているのではないかと思ったんです。でもよくよく考えてみると、**血液は流れるだけが目**

的ではないということに気づきましたね。**緊急時には血流を止めて臨戦態勢を作ることも必要**だと。

太田▼そう言われてみると、血液をスムーズに流したり止めたりコントロールするために、赤血球の大きさが決まったのかもしれませんね。

安保▼**戦わなくてはならない時は末端の血流をピタッと止めてドロドロ状態にして、戦いが終わればリラックスして血流はサラサラとした流れに戻っていく。**スポーツ競技でも人生においても、ここは踏ん張りどころという場面が必ずあります。その試練を乗り越えることが喜びや人生の豊かさにつながっていくんでしょうね。

太田▼三浦雄一郎さんやトライアスロン選手には、喜びや豊かさのために過酷なストレスも苦にしない強さを感じますね。

安保▼**自分の体の声を聞いて、ここまでならいけるとか本能的に感じとることがで**

きるようになると強いですね。やはり己を知ることが大事ですよ。

自分が気をつけるべき病気は、自分で考える

太田▼　自分を知るという意味では、**自分はどんな病気に気をつけるべきかを考えてみるといい**でしょう。

死因となる病気はさまざまです。例えば、フランス人はワインをよく飲むから動脈硬化は少ないというけど、その代わりに肝硬変で死ぬ人が多いわけですよね。**コレステロール値にばかり注意して動脈硬化を防げたとしても、今度はがんになりやすかったりする。**

要するに、その人の生き方や周囲の環境によって注意すべき病気も異なります。その辺は、最終的には自分でトータルに判断すべきでしょうね。

安保▼　今、非常に危惧していることがあります。**最近の若いお医者さんは、「病気は治らないもの」と考え始めている**んじゃないでしょうか。

というのも、患者さんの話をよく聞いて悩みや体の状態を知り、聴診器を当てたり顔色や舌の状態を観察するとか、**昔はあたりまえに行われていた診察がほとんど行われなくなっているん**です。

病気の成り立ちを考えずに検査値しか見ないから、なかなか病気を治せないですよね。糖尿病もリウマチも治せない医者が増えてきました。あんまり治らないものだから、「病気は治らないもの」という認識が普通になってきています。**治療といえば、薬を使って症状をコントロールするような感覚**です。私は「病気は治るもの」と思って生きてきたのにね。怖い話ですよ。

第3章

若さを作るエネルギーは、どこから生まれるのか
――元気なミトコンドリアを育てる方法

ほとんどの病気は、ミトコンドリアと関わる

安保▼ 私は免疫学をずっとやってきて、免疫系や自律神経系のしくみなどからさまざまな病気のメカニズムを探ってきました。免疫力や自律神経の働きがいかに巧妙に生命を成り立たせているかを解明してきたわけですが、どうも免疫学だけでは物足りないという思いもありまして。そこで気になりだしたのが、**ミトコンドリアによるエネルギー生成のしくみ**です。その際、先生の本から多くのことを学びました。

そもそも、先生がミトコンドリア研究を始めたきっかけは？

太田▼ 僕はもともと化学科出身で、物理化学という物理と化学の中間領域を扱う分野が専門です。生物がいかにしてエネルギーを作り出しているかが研究テーマでした。

安保▼ 生化学の分野ですね。私が学生時代に勉強した頃は、クエン酸回路とか妙に複雑で覚えるのが大変で苦手だったなあ。

太田▼ バクテリアの研究から始めたのですが、当時の研究が病気や健康に結びつくとは思っていませんでした。基礎的には大事な分野だけど、あまり世の中で脚光を浴びるような研究テーマではないという感覚でした。

安保▼ 幸いなことに、若かりし頃の予測は大きくはずれたわけですね。今やミトコンドリア研究は世界的に盛り上がっています。

太田▼ ミトコンドリアが注目され出したのは、1980年代にミトコンドリア異常による病気があることがわかってからです。その後、**糖尿病、高血圧、パーキンソン病など、ほとんどの病気にミトコンドリアが関係していることがわかってきました。**

安保▼ 人間の体は発熱という治癒反応を起こしますが、そこにもミトコンドリアが関わっていますね。免疫学でもその説明はできますが、そこにエネルギー生成系の仕組みを合わせて考えれば、さらに深く理解できるんです。

太田▼ ミトコンドリアは体内で電気エネルギーを作り出している装置ですから、発熱の源と言えますね。免疫力にも大きく関わっています。

瞬発力の解糖系、持久力のミトコンドリア系

安保▼ エネルギー生成系には、**ミトコンドリア系**に加えて、**解糖系**もありますよね(図1)。

2008年の北京オリンピックで、スピード社製の水着を着た水泳選手が世界記録を次々と出したことがあったんです。これは、体にピタリと密着する水着によって水の抵抗力が減少することと、密着した水着が選手の血液循環を抑制して、解糖系のエネルギーをより多く使えた結果じゃないかと考え、論文発表したことがあります。

【図1】解糖系とミトコンドリア系

解糖系	ミトコンドリア系
エネルギー量	
少ない（ATP2分子）	多い（ATP36分子）
多く使われる身体部位	
●筋肉（白筋） ●皮膚 ●血液細胞	●筋肉（赤筋） ●心臓 ●脳
特徴	
●瞬発力 ●即効性があるが長続きしない ●成長期に使われる ●嫌気性（酸素を嫌う）	●持久力 ●ゆっくりだが量産できる ●成熟期に使われる ●好気性（酸素を好む）

解糖系はミトコンドリア系の100倍の速さでエネルギーを作れるが、ミトコンドリア系が作るエネルギー量は、解糖系の18倍におよぶ

太田▼　なるほど。解糖系のほうがエネルギーを迅速に作れるから瞬発力勝負に向いているということですね。

安保▼　そう。解糖系はミトコンドリア系のように効率よく長期に大量のエネルギーを作ることはできませんが、**エネルギーを作る速さは100倍近くある**わけでしょう。

太田▼　水着で締めつけられた体は、血流が滞るから酸素が少なくなる。**解糖系は酸素なしでエネルギーを作るから、短距離アスリートほど解糖系のエネルギーを活用しやすい**ということになる。

安保▼　逆に**長距離だったら、競技中も酸素をしっかり取り込む必要があり、持久力が問われます。こちらはミトコンドリア系のエネルギー活用**ですね。

太田▼　ミトコンドリアが作っているのはエネルギーそのものではなく、ＡＴＰ（アデノシン三リン酸）と呼ばれるエネルギー放出物質です。エネルギー源となるブドウ糖1分子から、解糖系の場合は2個、ミトコンドリアは36個のATPを作り出すことができます。

ミトコンドリアは解糖系の18倍ものエネルギーを作ることができるのですが、酸素を使ってATPを作る経路が少々複雑なため、解糖系でエネルギーを作るよりも時間がかかってしまいます。エネルギーをゆっくり量産するので、持久力の必要な競技に向いているわけです。

安保▼「加圧トレーニング」といって、体を締め付けて血流を抑制して筋力を鍛えるトレーニング方法があります。これは高速水着と同じで、解糖系の瞬発力を利用した方法です。解糖系とミトコンドリア系という二つのエネルギー生産系の理解が、スポーツ医学の発展にも貢献していくのではないでしょうか。

歳をとると転びやすくなるのはなぜ？

太田▼ 瞬発力と持久力の話題では、筋肉の「白筋（速筋）」と「赤筋（遅筋）」の違いも面白いですね。**白筋よりも赤筋のほうがミトコンドリアは多いのですが、歳をとると白筋のほうから先に衰えていきます。白筋が衰えると瞬発力が鈍るから、お年寄りはちょっとしたことでつまずいたりする**でしょう。

安保▼ 歳をとると、どうしても瞬発力が衰えてきますね。若い頃は瞬発力で強引に乗り切ることができても、だんだんそれができなくなってきます。**年齢的には、瞬発力よりもミトコンドリアの持続的なエネルギーの使い方が体に馴染んでくる時期**です。

太田▼ それでも、転んで骨を折ったりしたら大変だから、**衰えを感じたら少しずつ**

鍛えておくのがいいですね。

安保▼ 話が長くなるから後ほどお話ししますが、実は私もその対策をひっそりと始めているんですよ（笑）。

太田▼ 何だろう。それは気になりますね。

霜降り和牛は、運動不足？

安保▼ 赤筋の説明をする時、私はよく和牛とオーストラリア牛の話をします。
和牛の肉は霜降りだとか高級なイメージですが、脂肪の多い運動不足な肉ですね。和牛の料理というとしゃぶしゃぶだとかスキヤキだとか、タレや卵でうまく味をつけておいしく食べる感じですよね。
一方のオーストラリア牛は、よく運動してミトコンドリアが多い赤筋が発達した肉です。赤身の多い締まった肉です。私はこちらの方が肉本来のうま味があると思いますね。

太田▼**ミトコンドリアは酸素をたくさん使ってエネルギーを作り出すから、持久力型の有酸素運動で増えやすい**ということです。馬などは長時間走ることができて、有酸素運動をしっかり行っているから、肉の色が真っ赤です。**赤身の肉はミトコンドリアが豊富な証拠**ということですね。

エネルギーはミトコンドリアで作り、遺伝子は核で守る

安保▼生命の歴史から見ると、解糖系というシステムは、まだ地球上に酸素がない原核生物（嫌気性細菌）の時代からあったわけでしょう。それが、20億年ほど前に酸素が増え始めて、ミトコンドリアが酸素を処理してより多くのエネルギーを作れるようになった。

酸素の発生というのは、生命進化にとって非常に大きな出来事ですよね。

太田▼ 今から20億年前、藻類のクロロプラスト（葉緑体）によって地球に酸素が増え始めました。当時、酸素がある環境では生きていけない嫌気性細菌たちが、地球に増えた有害な酸素の難から逃れようとしました。それが、細胞のなかに効率的にエネルギーを作り出す機能を生み出したのです。

安保▼ **酸素嫌いの解糖系細菌は、酸素好きなミトコンドリア系細胞と合体することで、有毒な酸素から身を守ろうとした**のですね。

太田▼ 二種類の細胞が合体したことは、非常に重要な意味を持ちます。何が重要かといえば、遺伝子の格納場所とエネルギーを作り出す場所を分離させたことです。細胞が核を持つようになって、そのなかで遺伝子を守ることができるようになったわけです（図2）。

バクテリアの場合は遺伝子と同じ場所でエネルギーを作るから、エネルギーを作る時に活性酸素がたくさんできてしまいます。活性酸素で遺伝子を壊しながらエネルギーを作っているわけだから、遺伝子を守って進化させることができず、単に生と死を繰り返すのみでした。

【図2】真核細胞は遺伝子格納場所とエネルギー生産部を分離した

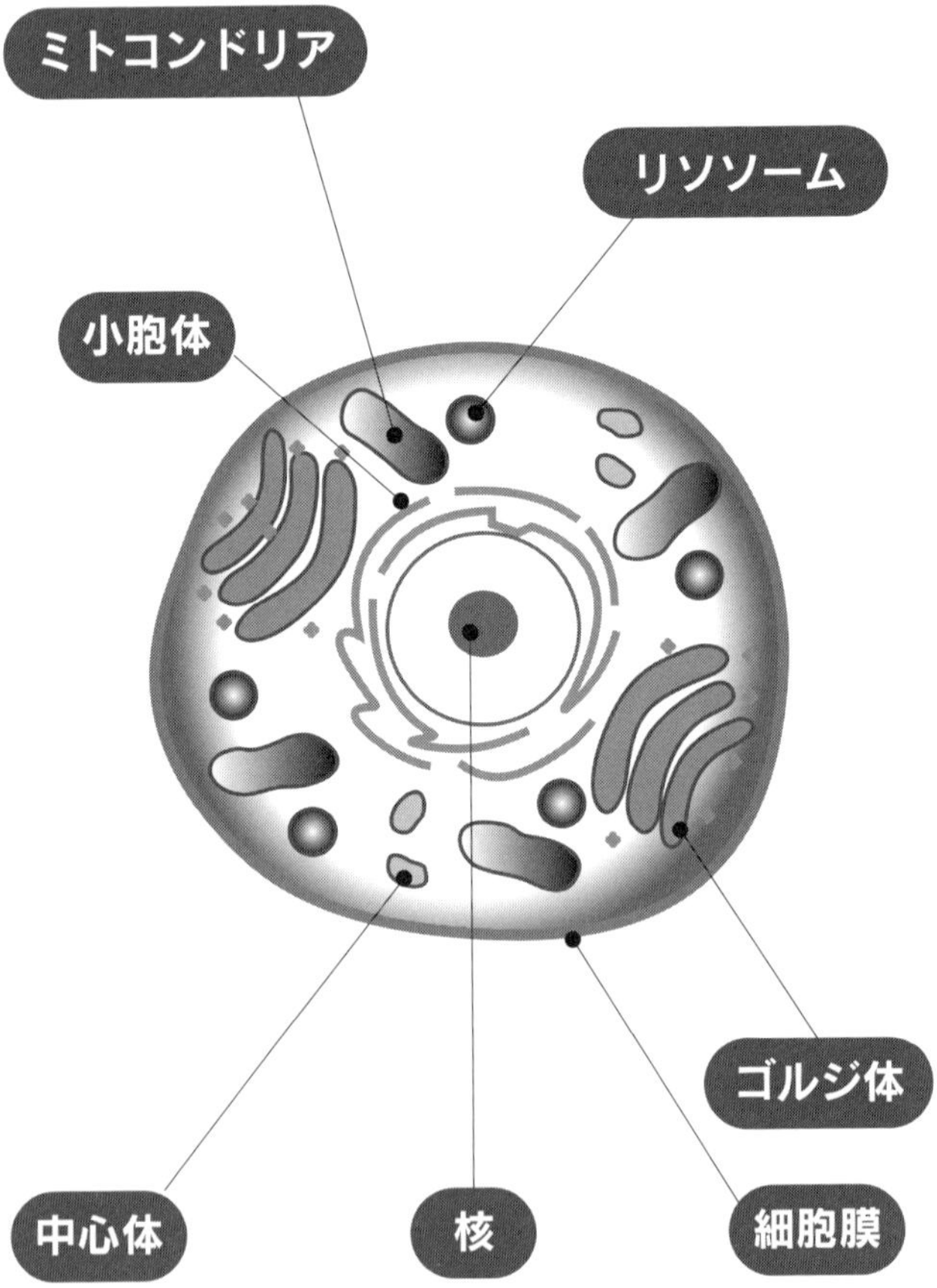

二つが合体して真核生物になると、**エネルギーはミトコンドリアで作り、遺伝子は核で守られる**ようになった。この条件が揃うことで、遺伝子はどんどん大きく複雑なものへと進化していくことができるようになりました。

赤血球にミトコンドリアがない理由

安保▼ **ミトコンドリアがエネルギーを作った理由が、酸素を解毒するためだった**とは面白いですね。生命の仕組みは本当に不思議なことが多い。

今の話を聞いて、昔リンパ球の研究をしていた頃のことを思い出しました。いろいろ採血した血液からリンパ球を分離しては保管していたのですが、そのなかに死後4日経過した血液がありました。その血液中のリンパ球を調べてみたら、なんと生存率が100%だったんです。

リンパ球は免疫細胞で普段は休んでいます。そして免疫反応を起こす原因となる抗原が来た時に分裂して働き始めるのですが、死後4日たっても休んだ状態で生き続けていたわけですね。

ミトコンドリアの多い細胞は次々に死んでいくけど、ミトコンドリアの少ないリンパ球は全部生き残っていたからビックリです。無酸素で生きる細胞の世界もあるんだなあとつくづく思いました。

死なないといえば、赤血球も生き続けますよね。

太田▼ 赤血球はミトコンドリアがないですから。すべての細胞はミトコンドリアを持っているとついわかりやすく言ってしまいがちなんですが、正確に言うと**赤血球はミトコンドリアを持っていない**んですね。

安保▼ 鶏の採血をして赤血球を調べていた時、核があるのにミトコンドリアがないから不思議に思ったことがあります。酸素を運ぶために重要な役割を持つ赤血球に、ミトコンドリアがないというのは面白いですね。酸素を運びながら、赤血球はエネルギーを解糖系で作っている。

太田▼ **赤血球の役割は、単純に酸素を運ぶこと**だけです。だから、赤血球が酸素を運んでいる途中に、自分で酸素を使ってしまったりするとまずいですよね。

安保▼ なるほど。繁盛する酒屋さんの主人はお酒を飲めない人が多いそうだけど、それと同じだね。

太田▼ そうそう。自分で飲んじゃったら、商売にならないですね（笑）。

自律神経はエネルギー「消費」と「蓄積」の変換スイッチ

安保▼ 話は変わりますが、免疫の研究で自律神経や内分泌のさまざまな働きを考察してみると、結局エネルギーを使ったり蓄えたりするためのスイッチのような役割をしているように思えてきます。

交感神経の働きは、そもそもエネルギーの消費ですよね。我われが活動するということは、結局エネルギーを消費することでしょう。休息は、消費したエネルギーを再び蓄えるための準備期間です。睡眠をとったり、食後の消化管活動は休息にあたりますが、これらはすべて副交感神経の支配下です（図3）。

【図3】交感神経と副交感神経

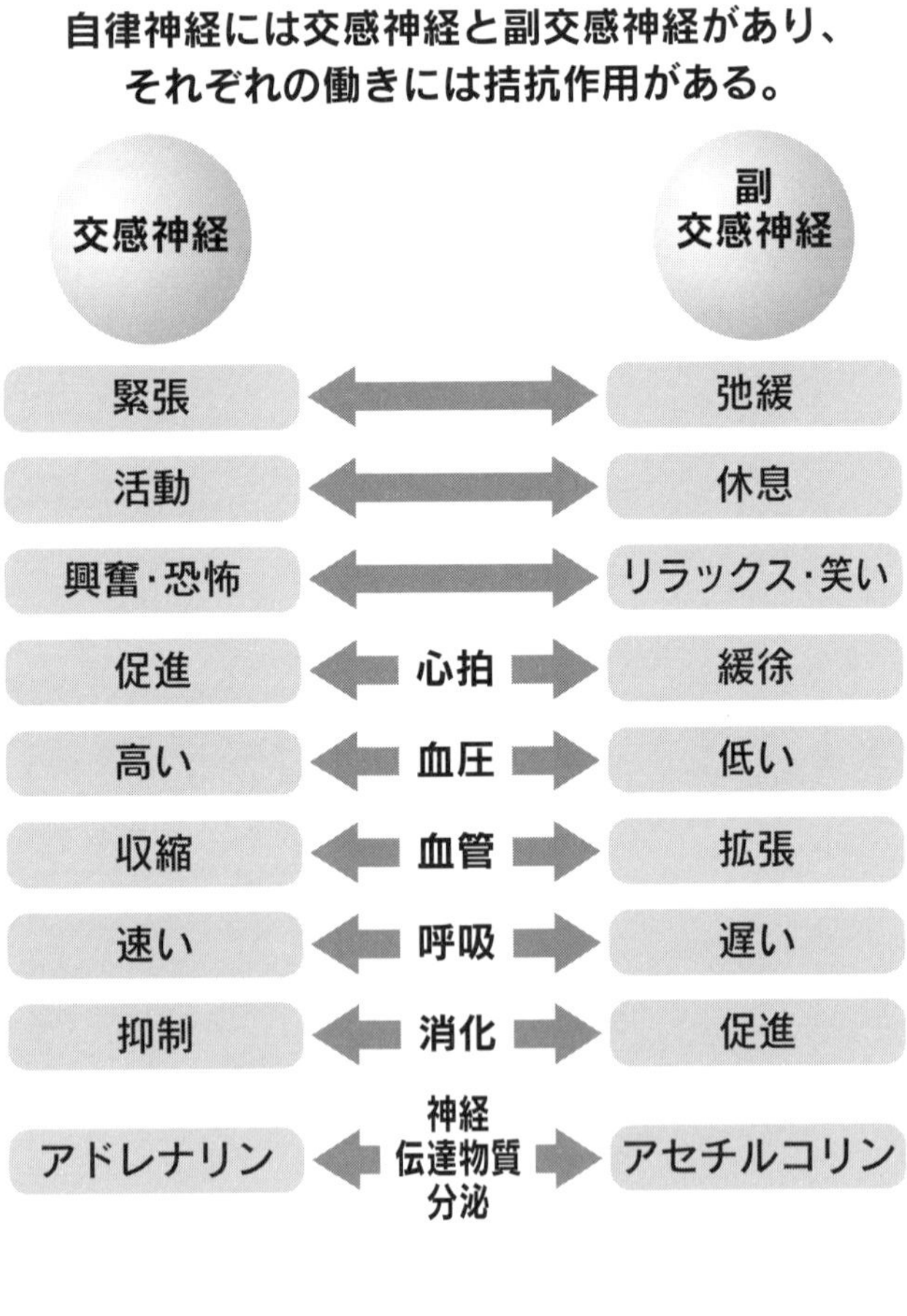
自律神経には交感神経と副交感神経があり、
それぞれの働きには拮抗作用がある。
交感神経
副
交感神経
緊張
弛緩
活動
休息
興奮・恐怖
リラックス・笑い
促進
心拍
緩徐
高い
血圧
低い
収縮
血管
拡張
速い
呼吸
遅い
抑制
消化
促進
アドレナリン
神経
伝達物質
分泌
アセチルコリン

交感神経と副交感神経の対照的な働きは、「活動」と「休息」という捉え方ができますが、これをもっと突き詰めれば、**エネルギーの消費と蓄積のスイッチを入れるための方策**と考えられます。

太田▼生きているということは、エネルギーを作って使うことです。そう考えると、エネルギーがないと何もできないわけですよね。体や心臓を動かすことも、体を治すことも、考えることも……。

エネルギーの消費と蓄積のスイッチを担う自律神経は、生命活動の根幹的役割を担っているわけですね。

安保▼エネルギーを作るためには、まず〝エサ〟が必要です。狩などでエサを捕まえるためには、交感神経を働かせて活動的にならなくてはならない。エサを捕まえてきたら、こんどは食べてエネルギーを蓄えたり排泄するわけですよね。栄養摂取や排泄時には、副交感神経が働きます。

エサ取りと栄養摂取を言い換えれば、エネルギー消費と蓄積です。多細胞生物が進化するにつれて細胞間の機能分担が複雑になっていきますが、**エネル**

ギー消費と蓄積の作用をうまく同調させるために自律神経が必要になったと考えられるんじゃないでしょうか。

運動や食事は、年齢によって変えるもの

太田▼ 高等生物の複雑な生体機能も、エネルギー消費と蓄積というシンプルな目的のために働いていて、自律神経はその調整役というわけですね。

エサ取りはエネルギーの消費行動ですが、生物によってエサの取り方も違ってきます。その違いがエネルギーの使い方にも現れます。先ほど赤身の肉はミトコンドリアが豊富な証拠と言いましたが、筋肉の色も違ってくるんですね。

安保▼ 赤筋と白筋の話に少し戻りましょうか。獲物を捕まえる時の動き方、狩の仕方によって使う筋肉が違ってきます。動物の世界をみていると、赤筋をよく使う動物と白筋をよく使う動物に分けることができそうですね。

太田▼ 魚だったら、マグロなどの赤身魚とヒラメなどの白身魚の違いですね。マグロは回遊魚で絶えず泳ぎ続けているから、ミトコンドリアが多く持久力が発達した赤筋が発達しています。ヒラメは普段は海底でじっとしていて、エサを捕る時に瞬発力を発揮して素早く泳ぐから、瞬発力を発揮する白筋が発達しています。

安保▼ 草食動物と肉食動物の違いも同じだね。草食動物は長距離を走り続ける持久力、つまり赤筋が発達しているし、肉食動物はエサを捕まえる時だけ全速力で走る瞬発力、つまり白筋が発達しています。

太田▼ **赤筋が発達した持久力のある動物は主にミトコンドリア系のエネルギーを活用していて、白筋が発達した動物の瞬発力には、解糖系エネルギーが生かされています。**

簡単にいえば、**酸素を使ってじっくりたくさんエネルギーを作るか、手っ取り早く無酸素でエネルギーを作るかの違い**ですね。

安保▼ もちろん動物も、ミトコンドリア系と解糖系の二つのエネルギー回路を使い分けているけれど、人間より偏りがありますよね。

太田▼ それぞれの動物が自然環境に適応して生き延びるために備わった偏りが、エネルギーの使い方を規定しています。その点、**人間は二つのエネルギー回路をうまく使い分けることができます**。

安保▼ **人間の場合は、成長過程や年齢によってエネルギーの使い方に偏りがあり、歳をとることで変化していきます。その違いをよく理解しておくと、健康に生きるためのヒントがつかめる**のではないかな。

太田▼ その通りだと思います。後ほど触れますが、**運動の仕方も食事の摂り方も、年齢によって変えていったほうがエネルギーを効率よく作って活用できます**から。

体は冷やすことも必要

安保▼ 人間の細胞で、ミトコンドリア系と解糖系の違いを最もよく表しているのが、卵子と精子の違いだと思います。成熟した一つの卵子には、ミトコンドリアが10万個も集まっています。**卵子は断トツでミトコンドリアが多い細胞**ですよね。

太田▼ 他にミトコンドリアが多いのは、筋肉（赤筋）、心臓、脳の神経細胞などですが、一つの細胞あたりでせいぜい数千個単位くらいでしょう。だから卵子は特別にミトコンドリアが多いですね。

一方の精子はミトコンドリアが非常に少ないですね。100個ぐらいじゃないでしょうか。でもこれはあたりまえなんですね。**精子が活発に分裂して増えるためには、低温と低酸素という環境が必要**で、ミトコンドリアが多いと分裂抑制遺伝子が働いてしまうので、逆に不都合なわけです。

安保▼ これが解糖系の世界ですよね。解糖系の細胞は温めすぎてはいけない。だから精巣は体の外側に出て常に低温に保たれています。
真冬に雪のなかで男がフンドシ姿で行う祭りがあるでしょう。あれは子孫繁栄を願ったものだろうけど、昔の人は体を冷やすことも必要だということを、本能的に感じとっていたのではないでしょうか。

太田▼ 人間の精巣が体内にあるとすれば、深部体温で38度ぐらいに保たれます。これはミトコンドリアが活性化しやすい温度で、解糖系とは逆の世界です。
ちなみに、水のなかに住む魚類はもともと体温が低いので、オスの精巣とメスの卵巣は同じ場所にあります。自然はうまい具合にできていますね。

安保▼ **皮膚も細胞分裂がさかんで解糖系の世界**だね。だから、**温めてばかりいては皮膚が弱くなる。**私がこのことに気づいたのは、寒い冬の時期に湯たんぽをして寝ていた時のことです。夜中にふと目が覚めてしまったのですが、ぼんやりと湯たんぽを置いていた皮膚を眺めて、その部分がとても薄くなっていたんですね。

太田▼ 人体には解糖系のエネルギー活性でうまく機能する部分もあるということですね。筋肉でいえば瞬発力を発揮する白筋もそうです。

成長期は、解糖系が重要

安保▼ 卵子と精子が結合した受精卵は子宮内に着床すると胎児に成長し、出生後は体の主要器官が作られる3歳ぐらいまで盛んに細胞分裂が繰り返されます。その後は細胞分裂もゆるやかになり、15歳頃には体の成長は止まっていきます。**この頃までが、解糖系が重要な時代**でしょう。

太田▼ 胎児や乳幼児の細胞分裂が盛んな頃はまだミトコンドリアが少ないのですが、徐々に増えていきます。**思春期の頃までにはミトコンドリアも多くなり、分裂抑制遺伝子が働くようになると体の成長も落ち着いてくる**のですね。

安保▼ 小さな子どもは気分がコロコロ変わってすぐに飽きるし、部屋は散らかすし、これは瞬発力の解糖系エネルギーの成せる技ですかね（笑）。

太田▼ そんな気もしますが、どうでしょうね。まあ、そういった成長段階だと思えば、親御さんもあまり腹を立てずにすみそうです（笑）。

安保▼ 秋田県に「なまはげ」という行事があるでしょう。あれは「怠け」を「はぎとる」から「なまはげ」というそうです。育ち盛りの子どもが、家のなかの暖房に当たってばかりいてはいけないよ。寒い外で遊んで細胞分裂を促がし、丈夫で元気な子に成長しなさいという願いが込められているわけですね。

太田▼ 「子どもは風の子」って僕も小さい頃よく言われたけど、この言葉からも同じ意味合いが感じられます。昔からの行事やことわざには、自然や生命の本質を突いた知恵が受け継がれていて驚かされますね。

がむしゃらに頑張る時は、ストレスに注意

安保▼ 若い頃はついカッとなりやすかったり、がむしゃらに頑張りすぎたりしますが、歳をとるにしたがって周りが見えてきて、ほどほどに力をセーブすることがうまくなります。

これは、**解糖系の瞬発力に任せた生き方から、ミトコンドリア系の長く息を持続できる生き方へのシフト**と言えませんか？

太田▼ エネルギーの使い方としては、まさにそうです。がむしゃらに頑張っている時は、だいたい息をつめているわけでしょう。低酸素状態でミトコンドリアをうまく活用できていない状態です。その状態が続けばストレスがかかります。

安保▼ 私も若い頃はカッとなりやすいほうだったから、若い研究員の仕事が遅かったりするとつい怒鳴ってしまったりしたものです。でもある日、怒った時の自

分の血圧を測ってみようと思い立ったんです。それで実行してみて驚いたんだけど、一気に200以上に上がっていたわけ。こんなことを繰り返していたら危険だなあと、我ながら思って心を入れ替えましたね（笑）。

それからは、できるだけ穏やかな気持ちでいるように心がけていますが、歳をとるにしたがって、自然と進むべき道に向かっているような気がします。自分の気持ちよりも体のほうがよくわかっていて、そろそろセーブしろよと諭してくるんですね。

厄年とはミトコンドリアが減る時期のこと？

太田▼ 男性の大厄は42歳ですが、これはあながち根拠のないことではありません。**年齢別にミトコンドリアを調べてみると、ちょうど40歳前後でエネルギー生産力が衰えてきます。**ちょっとした体力や瞬発力の衰えで、思わぬ事故が起こりやすい時期であることを、昔の人は経験的に知っていたのでしょうね。

安保▼ これくらいの高さはなんでもないと思ってジャンプしたら、着地に失敗して骨を折ってしまったりとか。まだまだ若いと思っている自分と現実のギャップが生じやすい時期ということだね。**昔より平均寿命が延びた現代では、50歳前後で特に注意**するようにしたほうがいいでしょうね。

太田▼ **「無理がきかなくなる年代」**とよく言いますが、エネルギー生産力が衰えるという科学的根拠とそのしくみを知っていれば、若さと健康を保つための対策をいろいろ立てられるわけです。ミトコンドリア研究はエネルギーのメカニズムを明らかにするための学問なのですから。

安保▼ **瞬発力に身を任せた生き方から、ミトコンドリアを増やしてうまく活かしていける生き方にシフトしていくことで、健康的な長寿が可能になります。健康かどうかはエネルギーをうまく作れるかどうかにかかっているわけだから、ミトコンドリアを増やして体内で十分なエネルギーを作る生活習慣が大事です。**

いくら寝ても疲れが残るのはなぜ？

太田▼ そろそろミトコンドリアを増やす具体的な方法について話を移していこうかと思いますが、その前に、エネルギーについてもう一つだけ話しておきたいことがあります。

エネルギーは体を動かして活動することに使われますが、それだけではないということです。**私たちは体を修復するためにも、多大なエネルギーを使っているんですね。**一日働けば疲労が溜まるわけですが、**疲労とは体の細胞が破壊されて放置された状態**です。**疲労回復とは、破壊された細胞を修復して元に戻した状態**です。

安保▼ **活動中だけでなく休息中により多くのエネルギーが必要**ということだね。**細胞がうまく修復されれば疲れは残らないし、一日働いてヘトヘトになっても健康な状態であれば一晩寝るだけで復活できます**ね。

だけど、**ミトコンドリアがうまく機能しなければエネルギー不足になり体の修復が追いつかなくなります。いくら寝ても疲れが残り、そんな状態が続くと病気になりやすいということ**ですね。

太田▼**遺伝子も一日に5万~20万カ所ぐらい壊れていると言われています。それをみんな治さなくてはいけないのだから、相当なエネルギーが必要です。老化とともに遺伝子の修復は不完全になっていきますし、ミトコンドリアをいかにうまく機能させるかが老化防止の鍵ですね。**

2週間の運動でミトコンドリアは増える

安保▼ミトコンドリアを増やす方法はいろいろあると思いますが、一番大事なことは何ですか？

太田▼やはり**運動**ですね。**増えたり減ったりすることがミトコンドリの大きな特徴**

です。つまり、**運動や食事などの生活習慣で、ミトコンドリアの能力は簡単に変えることができます。**しかも、**年齢を問わずいつでも変えることができるん**です。

安保▼歳をとってからでも遅くないのですね。励みになる話だ（笑）。

太田▼それから**ミトコンドリアの増減は、2週間を目安に考えるといい**ですよ。

安保▼2週間運動をサボるとミトコンドリアが減るということですか？

太田▼1週間ぐらいなら大丈夫だと思うけど、2週間サボると減りますね。

安保▼2週間サボってミトコンドリアが減ってしまったとしても、また気軽に最初から始めることができると思えば、逆に気がラクですね。

太田▼**ミトコンドリアは、エネルギーが足りないと感じた時に増えます。エネルギー**

がある程度少なくなった時に増えるわけだから、それくらいの負荷の運動をすればちょうど良いわけです。

安保▼**軽めの運動というか、その人にとって少し負荷がかかる運動**だね。

太田▼はい。早歩きぐらいでかまいません。例えば、**3分間早歩きをしたら普通に3分間歩く、**という運動を繰り返せばミトコンドリアは増えます。3分間と口で言うのはたやすいですが、実行してみると意外ときついものですよ。

自分にとってほど良い運動を見つける

安保▼運動能力には個人差があるから、**自分にとってちょうど良い運動を見つけることが大事**ですね。実は、私は今年の春から一輪車を始めたんです。

太田▼それはすごい。先ほど言っていた白筋を増やすための運動とは、一輪車のことだったんですね。

安保▼　若い頃から一輪車に乗っているというちょっと変わった友人がいて、勧められたんですよ。最初はあまり興味がありませんでしたが、お酒を飲み出したら気が大きくなって、つい「やってみたい」と言っちゃったんですね（笑）。

太田▼　で、すぐに乗れるようになったのですか？

安保▼　最初は1メートル進んでバタン（笑）。その繰り返しだったんですが、何度も挑戦しているうちに、3メートル、10メートルと距離が伸びてきて、とうとう8月に50メートルまでいったんですよ。

太田▼　おお〜。

安保▼　今では200メートルくらい乗れるようになりましたよ。最初は倒れないように変に体をよじっていたんだけど、今はスイスイ行けるからバランス感覚が養われて無駄な動きがなくなったね。だんだん足の筋肉もついてきたし。

太田▼ 最初はすぐに息が切れていたでしょう。

安保▼ そうですね。なかなか前に進めずにすぐ倒れるから、肩で息をしていたね。その頃は10分も練習すれば、すぐに嫌になって帰っていましたよ（笑）。

太田▼ **運動を続けていると、息が切れないようになりスタミナもついてきます。ミトコンドリアが増えた証拠**ですね。

安保▼ あきらめずに続けていると体がだんだん動いてくる感じで、今は一輪車がすごく楽しいですね。始めた頃は週1回のペースで練習していたけど、今は週2回のペースでやっています。

太田▼ 楽しくなければ長続きしないですからね。楽しむことはすごく大事です。それにしても、先生の年齢で一輪車にチャレンジするなんてすごいことですよ。

安保▼ 一輪車を勧めてくれた人は20代の頃から始めたそうで、「68歳じゃ無理かな?」って言われたの。それでカチンときて(笑)、やってやろうと思ったわけ。あと、若い頃に器械体操をやっていたから、少しは自信がありましたね。転んだ時の受身とかも身についているし。

太田▼ 運動に慣れてない人が突然始めて、骨折でもしたら大変ですよね。でも、一輪車は高齢になって衰えやすい瞬発力を養うためには、とてもいい運動ですね。

安保▼ ちょっと傾いた時には瞬発力でバランスをとるわけだからね。老化防止にいいかなと思っています。

太田▼ 歳をとると白筋が少なくなってくると言いましたが、**白筋を増やすための筋トレをすることで転びにくくなります。健康のための筋トレではミトコンドリアが多い赤筋を鍛えることが基本ですが、ある程度瞬発力がないと転倒してそのまま寝たきりになるケースも多い**ですね。

少し強めの運動で、何歳でもミトコンドリアは増える

安保▼ 自分で実践してみてつくづく実感したのですが、何歳になっても筋肉はつくし、ミトコンドリアも対応できるんですね。最初は少しずつしかできませんが、何かのきっかけでコツをつかむとグーンと前に進める感じです。うまくできないうちは嫌々ですが、楽しくなってくればしめたものです。

太田▼ **筋肉を鍛えるのに年齢制限はありません**。その人にとって少し強めの運動を続ければいいのだから、何歳からでも始められます。目安としては、**ちょっときついけど筋肉痛にならないで疲れが残らない程度の運動**がいいですね。

安保▼ 筋肉痛にならない程度というのは個人差があるから、個々人の感覚で判断するしかなさそうですね。

太田▼　**まずは自分の筋肉を100%使ってみることから始めるとだんだんわかってくると思います。筋肉を100%使えば筋肉が壊れて筋肉痛が起こります。それを目安に80%程度の力を出すようにします。**

安保▼　ミトコンドリアを効率よく増やすには、80%程度の筋力を使えばいいと。運動時間はどれくらいがいいですか？

太田▼　少し強めの力を出すわけだから、長時間続けることは難しいですね。**1～3分とかそれくらいの短時間でかまいません。それを1日10回程度繰り返せばいいでしょう。**

ややきつめの運動時間の目安としては、**1週間で合計1時間**です。赤筋を鍛えるというと長時間の持続的な運動を思い浮かべがちですが、**筋肉への負荷があまりかからない運動であれば、長時間行ったとしてもミトコンドリアはあまり増えません。**

安保▼　筋肉への負荷が少なければ、時間ばかりかけても効果は少ないということだ

運動でミトコンドリアを増やすポイント

POINT 1
筋肉痛が起こらない
80%程度の力を出す

POINT 2
筋肉への負荷が少なすぎると
効果がない

POINT 3
1回1〜3分の短時間で
強めの運動を数回繰り返す

POINT 4
1週間で60分間くらいの
運動時間

ね。例えば長時間ウォーキングしただけでは、ミトコンドリアを増やすという意味では効率的ではないということですね。

太田▼ **ウォーキングぐらいの運動量だと、有酸素運動で脂肪を燃やすという意味では良い運動だと思います。筋肉への負荷としては60％ぐらい**ですかね。

安保▼ **筋肉を使うという意味では、ウォーキングは下半身の筋肉に偏ってしまいますね。認知症で徘徊してしまう患者さんをみていると、下半身だけでなく上半身の筋肉もしっかり使ったほうがいいと思います。**

ところで、筋肉痛は運動に慣れればなくなりますよね。これは歳をとっても同じで、68歳で一輪車を始めても同じだから感動的でした。まあ、若い頃よりは慣れるのに時間がかかりますけど。歳をとっても少しずつ筋力アップを図れる。そうすればどんどんミトコンドリアも増えていくということだね。

太田▼ その通りです。**常に筋肉痛を起こさないというレベルにとどめながら続けていけば、筋力はアップし続けるしミトコンドリアも増え続ける**わけですね。

安保▼ そう考えると、よく運動する人とあまり運動しない人では、寿命にも影響がありそうですね。

運動する人のほうが、寿命は長い

太田▼ 55歳以降の寿命がどれくらいあるか、30年間にわたり2000人ほどの人を調べた大規模な調査があります。その調査によると、**若い頃からよく運動をしていて歳をとっても続けている人と、もともと運動していなくて歳をとっても運動していない人の寿命には8年ほどの差が出ました。**

安保▼ 平均寿命の男女差ぐらいあるんですね。

太田▼ さらに、**55歳ぐらいになってから急激に無理な運動を始めると、逆に寿命が短くなるという結果も出ています。ある程度の年齢になったら、急激に頑張っ**

て運動を始めるのもよくないということですね。

安保▼**自分の体の声をよく聞いて無理をしない**。やはりここでも、己を知るということですね。

太田▼はい。とはいえ、今まで運動していなかったからといってあきらめる必要はありませんよ。**少しずつ始めればいい**のですから。**疲れが残らない程度の運動をして、それに慣れたと思ったら徐々に負荷を増やしていく。そんな感じでぼちぼちやるのがいい**でしょうね。

安保▼誰にでも自分に最適な運動量があるわけだから、そこから始めればいいですね。ところで、太田先生は、何か運動していますか？

考えごとをしながらの運動は、アルツハイマー予防にも

太田▼ 僕は社交ダンスをやっています。

安保▼ それは羨ましい趣味だなあ（笑）。

太田▼ やってみて初めてわかるんですが、社交ダンスって意外と大変なんですよ。音楽を聞いてリズムに合わせながら、相手の動きにも合わせなければならない。次にどうやって踊るか考えながら、他の人たちにぶつからないように常に動いているんですね。

「女の人と手をつないでエッチなことでも考えてるんだろう」とからかわれることがあるけど、とてもそんな余裕はないですよ（笑）。

安保▼ 相手とコミュニケーションをとり、考えながらバランスよく踊るというのは、

すごく複雑な処理能力を要求されますね。

太田▼　これもミトコンドリアを増やすにはいい運動です。**考えごとをしながら運動すると、アルツハイマー予防にもいい**ということが最近わかってきました。

頑固な人はアルツハイマーに注意

安保▼　老化によってエネルギーの維持が難しくなると、脳神経細胞も壊れやすくなりますね。

太田▼　**神経細胞は、急激なエネルギー低下により破壊されやすい。心理的なショックなどによってアルツハイマーになることが多い**ですね。

安保▼　家族に不幸があった時とか、心理的ストレスの影響は大きいでしょうね。

太田▼ **頑固な性格の人もアルツハイマーになりやすい傾向**があります。頑固な人は、一つの思考回路を押し通そうとするでしょう。**頭も柔軟に使ったほうがいい**ということですね。

「生真面目さ」も病気の元

安保▼ **頑固と似た性格が「生真面目さ」**ですね。パーキンソン病も神経細胞の減少が問題となりますが、**この病気になりやすい職業は、教員、警察官、公務員**が上位を占めます。規律が厳しくて他の考え方が許されにくい環境で生きていると、一つの思考回路のなかで緊張状態が続きます。交感神経の緊張が続くストレスで疲弊してしまうのでしょうね。

ALS（筋萎縮性側索硬化症）などの神経難病でも、ストレスを減らして低体温の状態を避ければ、進行を遅らせることができます。ホーキング博士なんかも常に前向きで研究に打ち込んでいるから、いつまでも活動できるんだろうね。日本人でもそういう人はたくさんいますよ。

太田▼ **神経細胞が増えなくても、新しい回路を増やすことはできます。**ある神経細胞が死んだら、ほかの神経同士を結びつけるんです。少ない神経を使って新しい神経回路を作ろうというリハビリテーションの発想です。**新たな神経回路を作るためには、ゆったりした気持ちで頭も柔軟にして、ストレスをためないことが大切です。音楽を聞いたり、楽しく体を動かすことは頭の体操にもなります。**

安保▼ **「これしかない」とか「許せない」とかいう気持ちが強い人ほど病気になりやすい**ですね。

遺産相続で兄弟が争って裁判を起こしたりするでしょう。訴訟で争い始めたりすると、判決が出る前にほとんどの人が病気になってしまいますね。親の財産が転がり込んだら、争わずに相手にあげてしまったほうが長生きできますよ(笑)。

姿勢を正すだけでもミトコンドリアは増える

太田▼ 話を再び社交ダンスに戻しますが、社交ダンスがミトコンドリアを増やす理由に**姿勢の問題**があります。

安保▼ あ、なるほど。社交ダンスはみんな背筋を伸ばして姿勢よく踊りますね。背筋を意識して使うということでしょう。

太田▼ その通りです。社交ダンスでは背筋や太ももの筋肉をよく使います。**姿勢を維持するための赤筋にはミトコンドリアが多い**ということです。

安保▼ 私も自己流の体操をいろいろ考えてやっているんですが、**体全体を揺さぶるような動きも、赤筋を鍛えるのに効果的**ではないかと思います。

太田▼ 先生の一輪車も、背筋を伸ばしたほうがいいわけですよね。

安保▼ 確かに猫背では倒れてしまいますね。

太田▼ 社交ダンスの場合、一曲がだいたい2～3分のことが多いから、運動量的にもちょうどいいわけですよ。

安保▼ 短時間に集中して背筋を使うことで、ほど良い負荷がかかりますね。

太田▼ そう考えると、姿勢を保って赤筋を鍛える運動は意外と多いです。**バレエや日本舞踊、ジャズダンスやエアロビクス**といった踊りはすべてそうですね。もっといえば、どんなスポーツでも基本姿勢が大切です。

安保▼ 日本の武道では、姿勢を正すことが基本です。**ヨガや太極拳**なども姿勢を大事にします。

姿勢を保つためには**呼吸も大切**で、これらの運動は呼吸法の技術も取り入れています。酸素が必要なミトコンドリアを増やす条件が揃うわけですね。

太田▼ 運動中に姿勢を意識することは大切ですが、やはり**日常的に背筋を伸ばした姿勢を心がけること**が一番ですね。

安保▼ これは簡単な健康法だ。**椅子に座った時も意識して背筋を伸ばす**。パソコンなんかやってると前かがみになってしまうからね。

太田▼ **歩く時も下を向かずに真っ直ぐ前を見る**とかね。僕の場合は社交ダンスで姿勢が良くなりましたが、よく言われるように**上から糸で頭を吊られているイメージ**を持ちながら背筋を使って踊っています。

安保▼ **1日数分の運動と姿勢を正すだけでも、ミトコンドリアを増やすことができます**。これを心がけて、生きがいを持って前向きに生きていく人が増えれば、高齢者の病院通いも減ってくるのではないかな。

サウナ後の水浴びは、ミトコンドリアを増やす

太田▼　高齢者でも元気な方は、**サウナの後に水風呂**に入っても平気ですよね。

安保▼　私の周りにもけっこういますね。

太田▼　あれも実は、ミトコンドリアを増やす方法なんです。

安保▼　水をかぶることで逆に体がポカポカしてきます。寒さを感じることでミトコンドリアが増えるんでしょう。

太田▼　はい。**一時的に寒さを感じることで、体はエネルギーの必要性を感じてミトコンドリアを増やそうとします。**

安保▼**体は生命の危機を感じて本能的にエネルギーを必要とする**わけだね。サウナに入ったら体は温まっているから水風呂が気持ちいい。それでさらにミトコンドリアが増えるんだったら楽な健康法ですね。丈夫な人にはお勧めできます。ただ、**あくまで体を冷やしすぎない程度にやること**だね。

空腹を感じるとミトコンドリアが増える

太田▼体に危機感を感じさせてミトコンドリアを増やす方法はもう一つあって、それは**空腹を感じること**です。

安保▼**断食をしたら元気になったとか、粗食や小食が長生きの秘訣**とよく言いますね。

太田▼**断食や修行僧の精進料理など、人間は70％のカロリー制限で長寿遺伝子が働くと言われています。１日約１４００キロカロリー**ですね。ちなみにうな重１

杯が約1000キロカロリーです。

安保▼ 1日うな重1杯に玄米ご飯2杯程度ですね。なかなかストレスがたまりそうだ（笑）。

太田▼ 僕だったら「長生きできなくてもいいかな」と思ってしまいますね（笑）。

安保▼ 私の友人で、1日1000キロカロリー未満で元気な人がいます。60代で霞を食べて生きる仙人のような世界に突入したわけです。不食で弁護士活動を続ける秋山佳胤《よしたね》さんも有名ですね。ごく少数ですが、世界中に似たような人が存在します。

100歳近くになると自然と小食になっていきますが、これは解糖系からミトコンドリア系へのシフトが極端に進んだケースなのでしょうね。エネルギー消費の効率が良くなり、慌てず穏やかな仙人的生活に近づいていきます。これを若いうちに実現しようとすると、最初は誰でも苦しむ時期があるようです。

太田▼ 仙人からはほど遠い一般的な人間にとって、カロリー制限はなかなか大変なわけですが、最近の研究では、**カロリー制限しなくても空腹を感じるだけでミトコンドリアが増える**ことがわかってきました。

安保▼ 空腹感から体がもっとエネルギーを作ろうとしてミトコンドリアを増やすわけですね。それだったら簡単だ。**たまに一食抜いてみる**とか、**プチ断食**でも効果がありそうだね。

早食い大食いは、老化を早める

太田▼ 食べないことでミトコンドリアが増えて長寿につながるという話をしてきましたが、逆に**食べすぎや早食いは老化を早めます。食べること自体が非常にエネルギーを使うこと**なんですね。食べると胃や腸に消化酵素が分泌されますが、早食いや大食いで急激な消化が必要になると、消化酵素の分泌量が一気に増えて多大なエネルギーを消費します。

安保▼ **急激な消化活動によって活性酸素が出ます**よね。

太田▼ 急激に運動した時と同じくらい活性酸素が出ます。**運動も食事もエネルギーを作り出すためには欠かせないものですが、やり方を間違えると活性酸素が出て老化の原因となります。**

安保▼ 運動も食事も**急激に始めないことが大事**ですね。**運動の場合は、徐々にウォームアップして、食事はゆっくり楽しみながら**がいいね。

太田▼ **運動をやめる時も徐々にクールダウンするのが理想的**です。運動も食事も急に始めたり止めたりするのが良くないですね。

特に**早食いは糖尿病の原因にも**なります。早食いするとインスリン分泌が間に合わずに血糖値が上がってしまうとよく言われますが、それだけではありません。活性酸素がインスリン分泌細胞を破壊してしまうのです。

安保▼ 現代のストレス社会では、急激な運動よりも早食い大食いの方が切実な問題ですね。

脂肪がたまると、食欲が増す悪循環

太田▼ 生物の歴史を振り返ると、いつでもエサがある状態というのは、ここ最近の人間に限られた話です。生物はいつ飢えるかわからないから、体内のエネルギーが無駄にならないように効率よく食物をエネルギーに変換しようとするシステムを発達させてきました。

逆に、食物からエネルギーを摂りすぎてしまった場合どうするかという仕組みはありません。飽食という状態はこれまでの自然界には存在しなかったから、生物にとって未経験の領域ですね。**脂肪を蓄えすぎた場合にそれを解消するシステムがないまま、人間は文明を進化させて飽食の時代を迎えてしまった**わけです。

生物の進化ではダメな部分を良くするというフィードバック作用が働くもの

ですが、脂肪代謝についてはそのようなフィードバックがありません。むしろ、脂肪がたまるとさらに食欲が出てメタボになってしまうという逆の方向に向かってしまうわけです。

安保▼本来は食べすぎたらムカムカしたり、消化管に負担がかかってある程度セーブしようとする作用はあると思います。ところが、**そのセーブがうまくかからない最大の原因はストレス**だと思います。すごい肥満になってしまった人に「いつ頃から肥満になったの？」と聞くと、**すごくつらい経験をしたとかの原因があるわけです。体の声をストレスが聞こえなくしているん**ですね。

消化管の活動はリラックスの副交感神経支配なので、ストレス解消にはもってこいなわけです。**一番手っ取り早いストレス解消法は、食べること**なんだね。だから、何の理由もなくメタボにはなっていませんね。やっぱり、忙しいとか、頑張りすぎてるとか、何かつらいことがあるんですよ。

かといって、**やみくもに「やせろ、やせろ」というのも危険**だね。必要なことは、**ガツガツ食べざるを得ない状況になぜ陥ったのかを知ること**です。そしてそこから逃れることのほうが大切です。

太田▼**ストレスの原因を突き止めて、その状態から脱却すること**ですね。

太りすぎが、やせすぎに変わる65歳に注意

安保▼数年前でしたけど、三重県伊勢市の公務員がダイエット中に死亡したことがあったでしょう。

太田▼テレビでやっていた「メタボ侍」ですね。伊勢市の7人の公務員がメタボリックシンドローム対策で減量に挑戦するという内容で、そのうちの一人がジョギング中に死亡するという事件がありました。

安保▼この事件は、**メタボになる原因をはき違えた**ために起こった悲劇と言えるでしょう。

伊勢崎市の職員さんたちがなぜメタボになったかといえば、**仕事が忙しくス**

トレスがたまりやすいという状況などが一番の原因と考えられます。ところがこの番組では、メタボの本質を全く理解しようとせず、食事制限と運動だけでやせさせようとしていました。

職員さんたちがたくさん食べてメタボになったのには理由があります。好きなものをたくさん食べてストレスを解消することで、体型的にはメタボでも生きていくためのバランスが取れていたのです。**メタボ体型は、ストレスで悲鳴を上げていた体を守ろうとする生命維持のための反応**なんですね。だから、一番必要なのは忙しい職場環境などストレスとなる原因を取り除くことでした。体の声を無視して無理なダイエットを行ったから、生命維持のバランスが崩れてしまったんだね。

太田▼　この企画は途中で中止になりましたが、確かに大きな無理がありますよね。**仮にダイエットが成功して少しやせたとしても、すぐにリバウンドしていたでしょう。**

ダイエットを行うにしても、**カロリー制限などは年齢も考慮すべき**ですね。**メタボで糖尿病などになりやすいのは40～50代**です。**やせすぎで死にやすくな**

るのは70代が多い。60代で自然にコレステロール値が下がってくるので、65歳ぐらいを境に考え方を変えないとダメですね。65歳以下の場合は食べすぎによる生活習慣病に注意し、それ以上の年代は逆にやせすぎで筋肉が衰えるのを防ぐため、栄養をしっかり摂ったほうがいいですね。

第4章

体のサビをとる、水素の力

老化は酸素の害から始まる

太田▼ミトコンドリアで効率的にエネルギーを作り出せるようになり、エネルギーを生成する場所と遺伝子を格納する場所を分けたことにより、生物はより高度な進化を遂げてきました。
しかし、地球上にあふれる酸素の害という問題がなくなったわけではありません。

安保▼強い酸化力を持つ「活性酸素」の問題ですね。酸素からエネルギーを作るようになった生物は、活性酸素によって老化を強いられる。20億年前、エネルギー代謝に酸素を使うことを選んでしまった宿命なんですかね。

太田▼酸素を使ってエネルギーを作るようになったのは、やはり酸素が一番効率的だったからです。しかし、酸素は電子と反応して活性酸素に変化しやすい。活性酸素は非常に酸化力が強い物質で、細胞のいろんな場所を攻撃してしまいます。

安保▼ 金属が酸化するとサビてしまいますが、人体にも似たような現象が起きるということですね。老化もそうだけど、さまざまな病気の根っこには活性酸素の問題がある。

でも、活性酸素がすべて悪者というわけでもないでしょう。

太田▼ おっしゃる通り、活性酸素は体に必要な成分でもあります。活性酸素に関しても最近はいろいろなことがわかってきました。血管を作ったり、精子を作ったり、免疫作用で傷を治すこともできる。そう考えれば、非常に大切な成分ですね。

安保▼ 免疫作用の場合は、顆粒球が活性酸素を活用して細菌などの外敵を退治します。しかし、顆粒球が増えすぎると活性酸素が過剰になり、自らの組織も破壊してしまう。顆粒球は人の体に棲みついている無害の常在菌（人体に棲みつき、共栄共存の関係を結んだ菌）に反応することで炎症反応を起こすのですが、体の無理が重なると歯周病や潰瘍性大腸炎を起こしたり、突発性難聴の原因にもなります。

組織破壊は自律神経の交感神経緊張により起きますから、怒りっぽかったり心配事が多かったりストレスをため込むことで起こりやすいですね。

ストレスが活性酸素を作る

太田▼ **活性酸素を発生させる最大の要因は、まさにストレス**と言っていいでしょう。ストレスを受けると副腎からストレスホルモンが分泌されますが、その時血管が収縮して血圧が上がることで酸素不足になります。その状態で緊張が緩むと、酸素が一気に流れ込んで活性酸素が発生しやすい状態になるんですね。

安保▼ **酸素不足の状態が続き、何らかのきっかけで大量の酸素がなだれ込む。活性酸素の発生はこんな条件で起こる**ようですね。

太田▼もっと単純にいえば、**エネルギーを急激に使った時に活性酸素が発生します。**急激に運動を始めて急激にやめた時、それから早食いや大食いも同じ条件です。

安保▼早食いも急激なエネルギー消費だものね。

太田▼先ほども言いましたが、食べることはものすごくエネルギーを使うことなんですね。消化活動により大量の消化液を細胞の外側に出すわけだから、激しい運動をしているのと同じこと。運動にしろ食事にしろ、急激に始めて無理にエネルギーを使おうとすると、活性酸素が発生してしまいます。

安保▼活性酸素を少なくするためには、その逆のことをすればいいわけですね。**運動だったら準備運動から徐々に始めて、最後は緩やかにクールダウンしていく。食事はゆっくり楽しくよく噛んで食べること。そして腹八分目。昔から伝わる食育にも、活性酸素を減らす知恵がしっかり含まれている**わけだ。

活性酸素が増えるから運動はダメ？

太田▼**「活性酸素は老化や病気の原因になるから、活性酸素を減らせば健康になる」**という考え方は正しいですよね。するとこんなふうに言い出す人も出てきました。「ミトコンドリアが活性化して、酸素からエネルギーを作り出す時に活性酸素が生まれるわけだから、ミトコンドリアを活性化させる運動自体が体に良くない」と。

安保▼運動しなければエネルギーもそれほど必要なくなります。エネルギー消費を極力抑えることができるから、省エネ型の人生だね（笑）。それは冗談として、**実際には適度な運動をする人のほうが寿命が長いから、そんなに単純な話ではない**ですよね。

太田▼「鶴は千年、亀は万年」と昔から言いますが、亀はゆっくり動くし冬眠もするので、消費エネルギーを極力抑えた省エネ型の一生なんですね。

安保▼亀は冗談抜きで省エネ型だから長寿なわけだ。実際にどれくらい寿命があるんですか？

太田▼さすがに万年というわけにはいきませんが、飼育下で150年ぐらい生きていた記録があるそうです。

安保▼鳥は高体温で空を飛び回るから、消費エネルギーは亀の比ではないでしょうね。こちらは大量消費型の長寿ですね。

太田▼動物の寿命は第2章でも触れましたが、体のサイズである程度決まってしまいます。一般的に大きい方が寿命が長く、小さいほど寿命が短い。鳥は動物のなかではサイズが小さい方で、飼育された小鳥だと10～20年と言われています。同じぐらいの大きさのハムスターの寿命が3年ほどだから、サイズの割には長寿です。ちなみに鶴はもっと寿命が長くて50～80年と言われています。

鳥型ミトコンドリアは高性能

安保▼ 鶴は渡り鳥だからなおさら運動量が多い。それでも長寿なのはミトコンドリアの性能が抜群だからだよね。

太田▼ 鳥型ミトコンドリアはエネルギーをたくさん作ることができ、しかもその製造過程で活性酸素をあまり発生させないんですね。

安保▼ トップクラスのマラソンランナーも、高性能のミトコンドリアを持っているといいますね。

太田▼ **マラソンランナーのミトコンドリアは鳥型に近い**です。42キロもの距離を2時間程度で走ってしまうわけだから、ミトコンドリアのエネルギー効率が優れているということですね。

安保▼鳥のような高性能ミトコンドリアを持つ人もいるけど、**人間の体は活性酸素を取り除く酵素も作り出すことができます。**

ミトコンドリアの〝燃費〟を上げると活性酸素は減る

太田▼**「SOD（スーパー・オキシド・ディスムターゼ）」**ですね。他の動物もSODを持っていますが、**人体はとりわけSODを作り出す能力が高い。**人間とチンパンジーではSODの量が倍近く違います。さらに、**人間は他の動物と比べて、遺伝子の修復能力も高い**です。

安保▼**人間には、運動して活性酸素が出てもそれなりに処理する能力が備わっています。ミトコンドリアが増えるほど、それに比例して活性酸素が増えるというわけではない**ということだね。

太田▼ 学者のなかにも、ミトコンドリアが増えると活性酸素も増えると思っている人が多いです。しかしこれは逆で、**ミトコンドリアが増えると活性酸素が減る**んです。なぜかというと、**ミトコンドリア一つあたりの働きに無理がなくなる**から。少ないミトコンドリアが無理するから活性酸素が出てしまうということですね。

安保▼ **子どもでもお年寄りでも、運動をしないと身体能力そのものが低いから、日常生活そのものがストレスになってしまいます**。運動しない子どもは、お手伝いを頼んでも面倒くさがるようになる。やる気が起こらないんですね。

身体能力が高ければ何でもできるでしょ。お年寄りでも運動している人は、「安保先生の講演会でも聞きに行くか」とか行動を起こせます（笑）。**運動不足の人は日常生活の行動だけで活性酸素が出てしまい、なかなか元気が出ない**。

太田▼ 今までラクしていた人と継続的に運動していた人が同じ運動をしたら、ラクしていた人のほうが活性酸素がたくさん出ます。

以前、テレビで活性酸素がどれくらい出るか実験したことがあります。タバコを吸った時、早食いした時、運動した時という3つの条件で測定したのですが、**タバコと早食いは誰でも活性酸素がたくさん出ました**。最後の**運動では、個人差があってバラバラ**でしたね。

安保▼ **それぞれの運動能力によって、活性酸素が出る人もいれば出ない人もいる**という面白い実験だね。

太田▼ **ミトコンドリアが多くなると、少しの酸素でエネルギーが出せる**ようになる。燃費が良くなるというイメージですね。運動をして、息をハアハア心臓がドキドキということがなくなる。**心臓で酸素という燃料を送り込んでいるわけだから、燃費がいいとより少ない燃料で心臓に負担をかけることなく運動のパフォーマンスを上げることができる**わけです。

安保▼ いいこと聞いたな。これは知っておかないとダメだね（笑）。

善い活性酸素、悪い活性酸素

太田▼ 活性酸素にはいくつかの種類があります。**スーパーオキシドラジカル、過酸化水素、ヒドロキシルラジカル**、それから**一酸化窒素**も活性酸素の仲間です。先ほども言いましたが、**活性酸素には害になるものと体に必要なものがある**ことがわかってきました。

安保▼ 活性酸素は、酸素が電子を吸収するたびに、スーパーオキシドラジカル、過酸化水素、ヒドロキシルラジカルと変化していきますが、これらの酸化力には差がありますよね。

太田▼ はい。**スーパーオキシドラジカルとヒドロキシルラジカルでは、100倍以上も酸化力が違います**（図4）。

【図4】活性酸素の種類

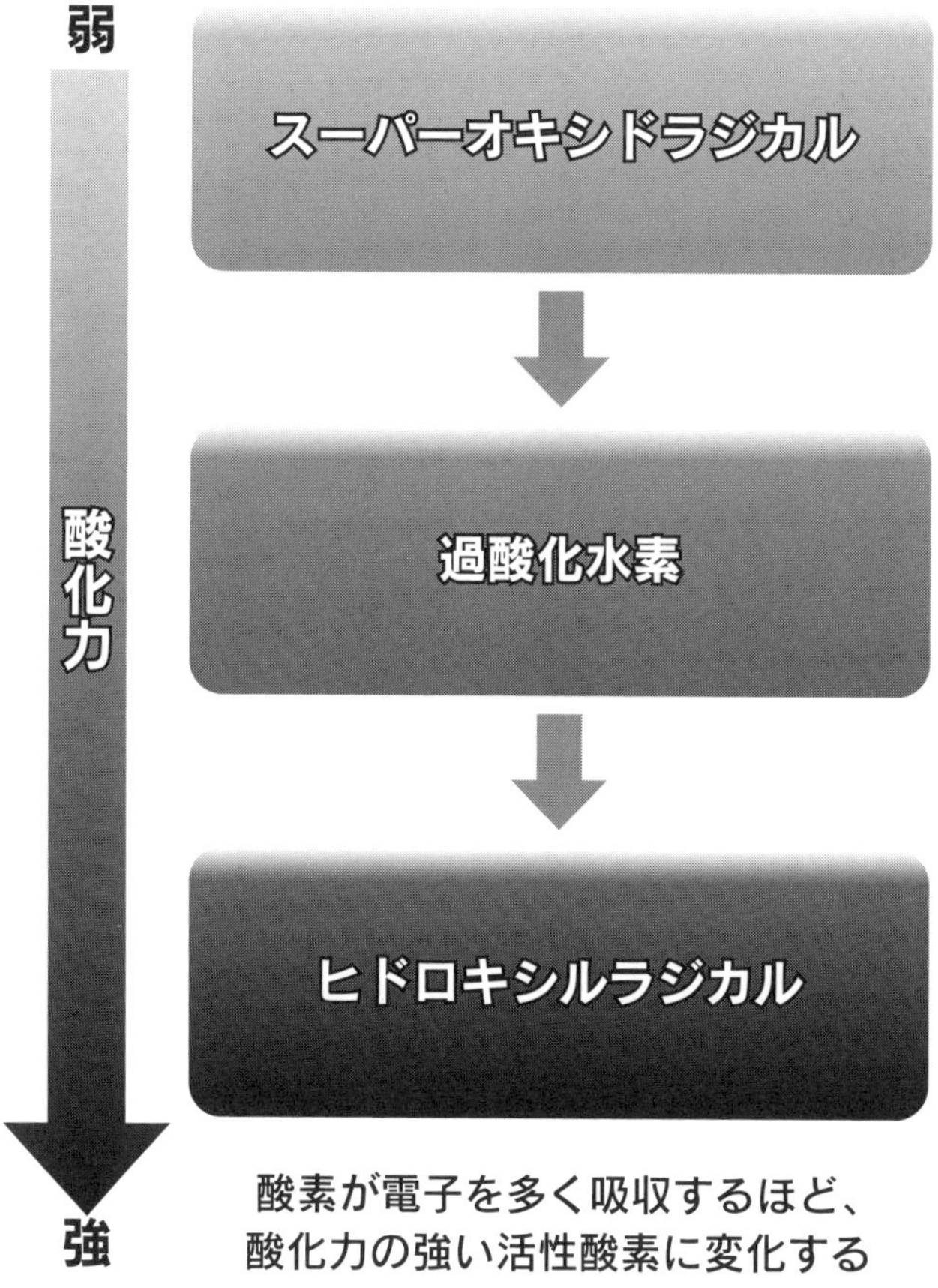
弱
酸化力
強
スーパーオキシドラジカル
過酸化水素
ヒドロキシルラジカル
酸素が電子を多く吸収するほど、
酸化力の強い活性酸素に変化する

安保▼ 100倍も性質が違うのに、同じ活性酸素と呼ぶのは少々乱暴な気がしますね。

太田▼ これらの活性酸素のうち、**体にとって必要な働きが全くないのはヒドロキシルラジカル**です。

「抗酸化ビタミンは摂るほど良い」は誤り

安保▼ **体から排除したい活性酸素は、一番強力なヒドロキシルラジカルだけ**ということですね。

だけど少し前までは、活性酸素はすべてないほうがいいという考え方だったでしょう。それで、いろいろな抗酸化ビタミンがもてはやされました。

太田▼ 抗酸化ビタミンについては混沌とした歴史があって、30年ぐらい前に抗酸化ビタミンを摂りすぎるとがんになるという論文が出たことがあります。ところが、同じような研究が世界中で行われると、がんが抑えられるという結果も出て、研究を行うごとに結果が異なるので収拾がつかない時代がありました。

それも今は決着がついています。要するに、**もともと抗酸化力がある人が抗酸化ビタミンを摂りすぎると、がんになりやすいということです。逆に、抗酸化力が弱い人が抗酸化ビタミンを摂ると、うまくがんを抑制することができる場合があります。**

安保▼ いくら健康に良いと言われている物質でも、過剰摂取は禁物ということですね。確かに以前は、ビタミンCなど摂れば摂るほど良いという風潮がありました。

太田▼ 最初に抗酸化ビタミンと言い出したのは、ライナス・ポーリングという化学者です。

ポーリングは、20世紀ではアインシュタインに次いで重要な研究者で、ノーベル賞を2度受賞（化学賞・平和賞）しています。量子力学で化学結合という概念を作ったり、鎌状赤血球病という遺伝病を発見した偉大な人なのですが、大量のビタミンCを摂れば健康になれると晩年になって言い始めました。

ポーリングの主張は結局間違っていたのですが、僕は学生時代に友人たちと一つの教訓譚としてよく話題にしていました。

「ポーリングほど偉大な人でも、晩年に変なことを言うと過去の名声がすべてひっくり返ってしまう。だから晩年になったらうかつなことを言うべきではないよね」と（笑）。まあ、それくらいインパクトのある話だったんですね。

安保▼ ノーベル賞をとった人がビタミンCは体にいいよと言えば、みんな抗酸化ビタミンの開発に飛びつくだろうね（笑）。

太田▼ 当時はそういった新薬やサプリメントの開発がさかんに行われていました。しかし、はっきりとした成果が出なかったのは、先ほど述べた通りです。

悪玉活性酸素だけを取り除く、驚くべき水素のチカラ

安保▼ それまでは、活性酸素をすべて悪者として一括りにしていたから、害を取り

除こうとして体に必要な作用まで打ち消してしまうこともあったでしょう。その辺のことがよくわからないでやっていたわけだから、なかなかうまくいきませんよね。

太田▼ ところが今では、活性酸素ではヒドロキシルラジカルが悪者だということがわかってきました。**ヒドロキシルラジカルの前段階であるスーパーオキシドラジカルと過酸化水素は体に必要な成分だから取り除いてはいけない**ですね。

安保▼ 活性酸素にも善玉と悪玉があって、善玉は残して悪玉のみを取り除けばいい。だけど、**今までの抗酸化ビタミン的な発想ではそれが難しい**わけですね。

太田▼ 悪いものだけを取って、いいものだけを残す。具体的には、**スーパーオキシドラジカルと過酸化水素を壊さずに、ヒドロキシルラジカルだけに反応するものがあれば、悪玉活性酸素の害は防げる**はずです。だけど**そんなに都合の良い抗酸化物質があるのか？　といろいろ探してたどり着いたのが「水素」**なんです。

水素は「悪いところ」だけに効く

安保▼　なるほど。太田先生の水素研究は、ここにつながってくるのですね。先生によれば、**水素は悪玉活性酸素にだけ反応し、善玉活性酸素には干渉しない。悪いところにだけ効く。**水素には不思議な力がありますね。

太田▼　**水素分子は他の活性酸素に影響を与えずに、ヒドロキシルラジカルの細胞毒性だけを弱めるという研究論文が『ネイチャー・メディシン（Nature Medicine）』誌に掲載されました。**この論文への反響は大きく、全国ネットのニュース番組や新聞各紙で報道されました。報道内容としては、「水素によって活性酸素が除去され、さまざまな病気の治療や予防への活用が期待できる」といったところですね。

悪いところだけに効くという水素の作用は、さまざまな実験を通して明らかになったことです。例えば、**肥満マウスに水素を与えると、エネルギー代謝が**

上がって肥満を解消できます。そこで、**正常なマウスに水素を与えてみましたが、エネルギー代謝は上がらず何の変化も見られませんでした。**

体で異常が起きている場所には、やはり活性酸素がたくさん発生します。するとその部分の脂質に変化が起きて水素が介入します。活性酸素が悪さをするところに水素が入ってくるという感じだから、**活性酸素が生じていない場所では効果がない。**その機構は6段階ぐらいあって、一つひとつの代謝経路がだんだんわかってきました。

安保▼ **キノコのβ《ベータ》グルカンとか乳酸とか、免疫力を上げると言われる物質の研究を頼まれることがあるのですが、実際に人体で効果があるかを調べる際には、病気のある人で試さないと効果が出ないことがほとんど**ですね。**健康な人をそれ以上健康にするのは無理**なんです。水素の効き方は、それと似ている。

太田▼ まさにその話と同じで、**病人や高齢者ほど体の変化を実感できる**傾向があります。若くて健康な人は、水素を摂取しても何も変化を感じないことが多いですね。

安保▼**若くて健康な人は、ミトコンドリアのエネルギー生成がうまくいっているから活性酸素もあまり生じない。**水素が悪玉の活性酸素にだけ介入しているのならば、何も感じないのがあたりまえの反応ですね。

水素が抜ける時間で健康がわかる？

太田▼水素療法に取り組んでいるクリニックの先生からこんな話を聞きました。そのクリニックでは点滴で水素注入を行っているのですが、**点滴後に水素が体から抜けるまでの時間が人によって大きく異なる**そうです。

安保▼水素が出たかどうかは、呼気で測定するんですか？

太田▼そうです。**点滴を始めてから何分後に呼気から水素が出てくるかを測定するんですが、がんの人は30分ぐらいしないと呼気に水素が出てこない人もいる。**

健康な人だと2〜3分で出てくるそうです。

安保▼ 水素が活性酸素を処理するのにどれくらい時間がかかるかで、健康の度合いがわかるかもしれませんね。面白いなあ。

水素は体にたまることがないという点で、他の抗酸化物質と異なりますね。

太田▼ **水溶性のビタミンCは細胞膜を抜けることができないし、水に溶けないビタミンEなどは細胞膜の奥にある水溶性の細胞質では作用できません。ましてや、脳のなかにはほとんどのビタミンや高分子物質は入ることができない。抗酸化物質は作用できる場所が限られているものなのですが、水素は気体分子なので細胞内のどこへでも入っていけます。**しかも悪玉活性酸素にしか作用しない。

だから私たちは、**水素をこれまでの抗酸化物質の延長線上で考えていません。全く別次元のもの**ですね。

水素には副作用がない

安保▼**悪いところを良くして、問題のない部分には作用しない**。西洋医学で使われる切れ味のいい薬とは、効き方が根本的に違いますよね。

太田▼そうですね。血糖値を下げる薬だったら、血糖値が高い人が飲んでも低い人が飲んでも同じように下がってしまう。血圧を下げる薬も同じですね。

安保▼これらの薬の共通点は、血糖値や血圧を下げるなどの目的は達成するけれども、体のほかの部分にも関与してしまう。つまり副作用が必ずあります。

太田▼**水素自体は無害な気体で、副作用がない**ことははっきりしています。水素が体内で活性酸素とどのように結びつくのか、化学式で表せば非常にシンプルな仕組みであることがわかります。

水素（H_2）＋活性酸素（2・OH）＝水（$2H_2O$）

体内で活性酸素（二つのヒドロキシルラジカル）と結びついた水素は、2分子の水に変化して体外に排出されます。**体内に悪玉活性酸素がなければ、水素は呼気としてそのまま体外に出てしまうから、副作用は起こりえない**ですね。

水素研究の幕開けが医療の常識を覆す

安保▼ 水素研究はもう長いのですか？

太田▼ 2005年からですから、やっと10年を超えたところです。『ネイチャー・メディシン』の論文掲載が2007年のことで、世のなかに水素研究が認められ始めたのはこの頃からです。だから、まだまだこれからの研究分野なんですね。

安保▼ それまで水素の生体効果に関する研究は、これといったものがありませんでした。水素は反応性が低いし、体のなかに入っても何の変化もないというのが一般常識だったでしょう。その常識を覆すような発表をしたんだから、大学で研究していて風当たりも強かったんじゃない？

太田▼ 確かにそうですね。「太田のいかさま研究はやめさせろ」と大学の理事長室に3回も足を運んで訴えた教授もいましたよ。まあ、その教授も活性酸素研究のバックグラウンドがしっかりしていた方だから、絶対に水素には効果がないと思っていたでしょうね。

水素に関する最初の論文が権威ある『ネイチャー・メディシン』で発表されたから、当時はマスコミでも多く取り上げられました。だから、それが「捏造でした、間違っていました」じゃ大変なことになってしまいます。僕はキャリーカートに実験ノートをいっぱい載せて、理事長と学長に「しっかりした実験結果があるから大丈夫です」と説明に行ったものです。今となっては笑い話ですが（笑）。

抗酸化、抗炎症作用、抗アレルギー……広がり続ける水素研究

安保▼太田先生が水素研究を始めて以来、今ではこの分野もずいぶん広がってきたのではないですか？

太田▼はい。今や水素研究は世界中に広がり、英文論文は400近く発表されているのではないでしょうか。国内には40以上の研究機関があります。

安保▼活性酸素を抑えるわけだから、**ほとんどすべての病気の根本に関わっているわけですよね。**研究領域がすごく広いでしょう。

太田▼**生体内での酸化が抑えられるとともに、抗炎症作用、抗アレルギー作用、エネルギー代謝促進、遺伝子の調整などにも効果がある**ことがわかってきました。

安保▼臨床研究もだいぶ進んでいるのですか？

太田▼国内では15の大学で臨床試験が行われています。基礎となる最初の論文が発表されてからわずか6年で、臨床研究の論文がすでに19を超しています。

安保▼それはなかなかハイペースですね。具体的にはどんな研究ですか？

水素ガスで脳梗塞が縮小

太田▼僕たちが最初にやったのは、**水素ガスでラットの脳梗塞を縮小させる臨床試験です。2％程度の水素ガスを吸ったラットでは、脳の損傷がはっきり抑えられました。**

安保▼脳梗塞や心筋梗塞では、虚血後再灌流※の問題がありますね。活性酸素の害

※虚血状態（血流が閉ざされた状態）から回復し血流が再開されること。

としては非常に切実です。

太田▼ 血流停止で酸欠状態になったところに、治療により酸素が大量に流れ込む。先ほどから話題にしている最も活性酸素が発生しやすい条件ですよね。**虚血後再灌流**や**心肺蘇生後の障害軽減**に関しても、慶應義塾大学と共同で研究を進めています。他には**認知症、パーキンソン病、がん、アレルギー疾患、糖尿病、メタボリックシンドローム**、疾患名を挙げていたらキリがないほどですね。

そういえば、**放射線の副作用を軽減する**という論文も出ています。

水素は放射線の害を軽減する

安保▼ **放射線の害というのは、ほとんど活性酸素の害**でしょう。

太田▼ はい。**放射線の害の80%は、悪玉活性酸素であるヒドロキシルラジカルによ**

るものです。放射線が水と反応して活性酸素が生じるわけです。だから抗酸化物質で放射線の害を防ぐことができるはずですが、なかなか効果的な抗酸化物質がありませんでした。

放射線の副作用軽減薬としては、唯一アミフォスチンという抗酸化剤がありえます。アメリカでは薬として認証されていますが、血圧低下、吐気、嘔吐などの副作用が強いんですね。だから、口内炎がひどい時の限定的な使用しか認められていません。

そのアミフォスチンと水素の効果を比較する論文が発表されたのですが、**水素にはアミフォスチンと同等の効果があることがわかった**のです。水素だから、**もちろん副作用はありません。**

安保▼ これはいいね。福島や宮城県に普及できませんかね。

太田▼ 実は、僕は福島県出身で2011年の原発事故にはひどく心を痛めています。それもあって、福島第一原発の作業員の方たちに水素水を配ったらどうかと提案したことがあるんです。ところが、東京電力や現場に入っているゼネコンからはこの申し入れを断られました。水素水を受け入れると、こんないいものを配るということは放射能の危険性を認めることになるからだそうです。

安保▼ いろいろ難しい問題があるのでしょうがね。せめて子どもたちだけでも、水素で放射線の害から守れるといいのですが。

太田▼ 放射線で一つ思い出しました。宇宙空間には宇宙線と呼ばれる放射線が飛び回っていますが、**NASA（アメリカ航空宇宙局）は水素を使って宇宙線の害を減らす研究を進めている**そうです。

アンチエイジングと美容にも効果的

安保▼ 太田先生はいつも肌の色つやがいいけど、それも水素のおかげなのかもね。

太田▼ 確かに、久しぶりに会う方からは「別人のように若返って……」みたいなことをよく言われます。自分でも10年前の写真と見比べると、水素研究を始めてから若くなった気がしていて……。まあそんな話はさておき、**水素はアンチエイジングや美容にも効果があります**。

安保▼**皮膚も活性酸素が発生しやすい**ですからね。皮膚の場合は一重項酸素ですが、水素はどのように作用するのですか?

太田▼**皮膚が紫外線を浴びると、酸素が一重項酸素と呼ばれる活性酸素に変貌します。一重項酸素はヒドロキシルラジカルの次に酸化力が強い活性酸素で、メラニン細胞を刺激して増やします**よね。

安保▼いわゆる**シミやソバカスの原因**ですね。**シワやタルミは皮膚の真皮でコラーゲンが酸化することによって起こる。いずれにしろ活性酸素が原因**です。

太田▼**メラニンというのは、紫外線が皮膚の奥まで届かないようにするためのバリア機能**です。そういう意味では、**メラニンをせっせと増やす活性酸素は善玉**です。しかし、**大量の紫外線でメラニンが増えすぎたり、いつまでもメラニン細胞が居座ったりすることでシミができます。**

水素は皮膚も通過するので、すぐに吸収され、メラニンを作る活性酸素の作用を減らしてくれていると考えられますが、この辺については今後の研究で明らかになると思います。

水素水の選び方

安保▼　医療にも美容にも活用されるとなると、**水素の取り入れ方**もいろんな方法が考えられるね。

太田▼　そうですね。**水素ガス吸引**や**点滴、注射**といった医療現場での利用から、**水素水、水素風呂**など日常的な摂取法までさまざまです。体内で水素を発生させる**サプリメント**などもあります。

安保▼　日常的に水素を摂取する場合、どれくらいの濃度があればいいのですか？

太田▼　**0.8ppm（0.8㎎/ℓ）以上**というのが、一つの目安でしょう。これくらいの濃度があると、大抵の人はトイレが近くなります。

安保▼　トイレが近くなれば水素水として合格だね（笑）。

太田▼　もちろん個人差はあって、もっと微量で効果が出る人もいます。でも一般的には**濃度は濃いほうが効果も出やすい**でしょうね。

安保▼　0.8ppm程度だったら**爆発の危険**※**は全くない**しね。水素を試してみたい人は、この数値を基準にするといいですね。

太田▼　水素水を選ぶ時は、**濃度と容器に注意**したいですね。**ペットボトルでは水素が抜けてしまう**ので、**アルミ容器**のものを選ぶといいでしょう。

※水素ガスは空気中で4％以下の濃度であれば、爆発の危険性はなく安全に取り扱うことができる。

「副作用のない医薬品開発」も夢ではない

安保▼ 水素研究を、今後どんな方向に進めていきたいですか？

太田▼ やはり、**水素が too Good であること**、つまりなぜ水素の効果は良すぎるのかの解明ですね。これを科学的に証明することです。そうすれば水素は薬品として認可され、**医療現場での実用化につながる**でしょう。
最新の成果は、2016年1月7日にネイチャー出版社から発表された論文※に示されています。

安保▼ 論文を拝見すると、科学的な解明がかなり進んできたことがわかりますね。

太田▼ これまで、水素の効果については臨床試験の論文が20くらい発表されていま

※「分子状水素が遺伝子発現を制御するメカニズムの解明」URL：http://www.nature.com/articles/srep18971

す。さらに現在も20の臨床試験が進行中で、**実際の効果についての臨床結果はもはや揺るぎない**ものとなってきました。それだけに、今回の論文発表は大きな前進だと思っています。

安保▼**がん、高血圧、パーキンソン病、心筋肥大、骨粗鬆症**などと関係している遺伝子の発現が抑制される仕組みが解明されてきたわけだから、**水素が医療に取り入れられれば、その応用範囲は広い**でしょうね（図5）。

太田▼はい、実にさまざまな疾患への効果が期待できます。それからもう一つ、活性酸素により何らかの病態がある時だけ水素が作用することの解明は、**副作用のない医薬品の開発に**つながります。

安保▼**体の悪いところだけに作用する薬**が登場しそうだね。

太田▼もちろん、まだまだ研究の余地が残っていますが、**副作用のない医薬品の開発に新しい概念を示すことはできた**と思います。

【図5】水素の多様な疾患への効果（太字は臨床試験の発表済）

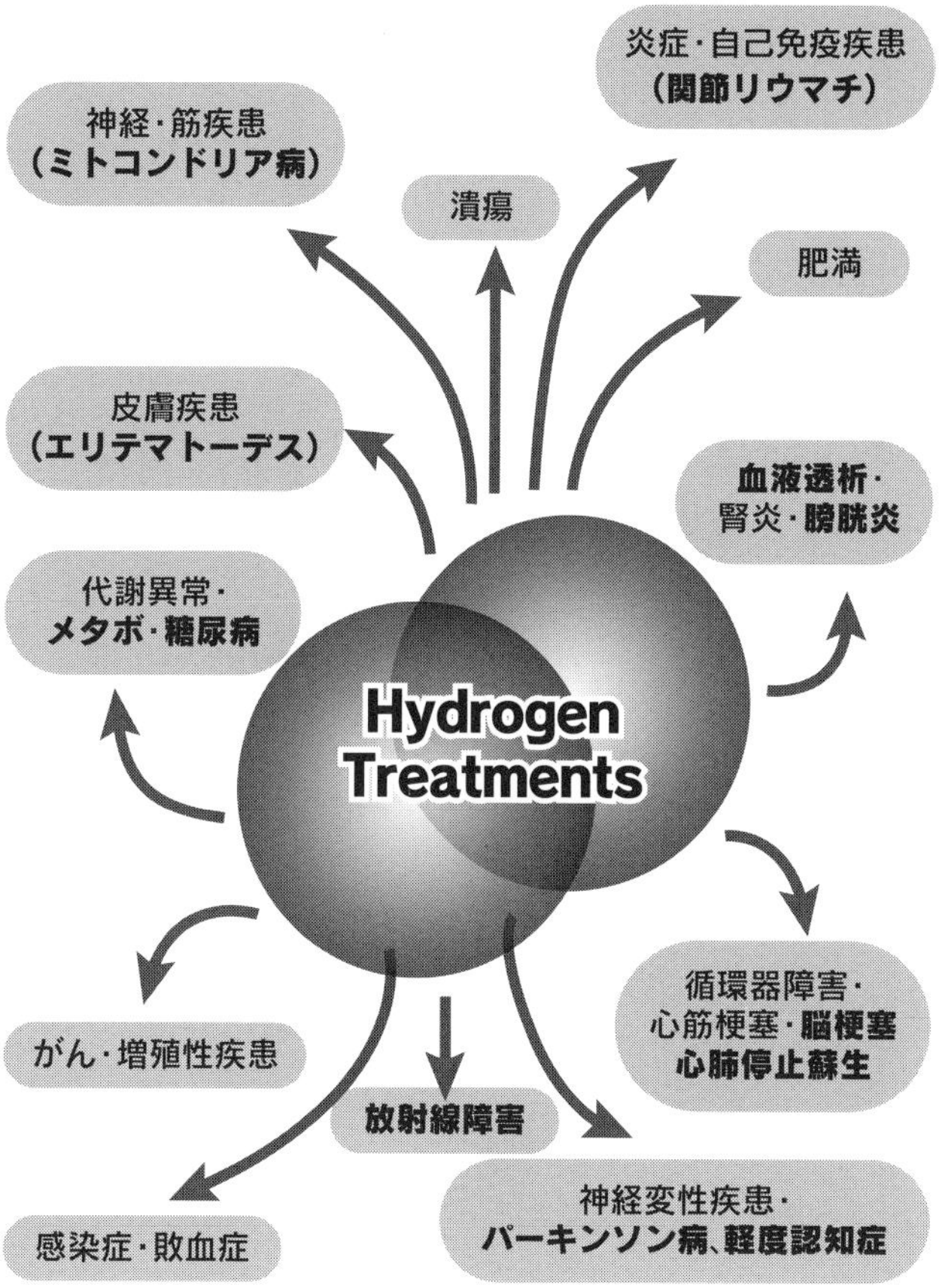

水素が too Good である根拠が少しずつ明らかになっています。今回の論文発表のような努力の積み重ねによって、**水素が現代医療に革新的な変化をもたらす**ことができるのではないかと期待しています。また、アメリカのＦＤＡ（アメリカ食品医薬品局）で水素水が認められたのは、２０１４年11月とまだ最近の話なのですが、すでにアメリカで水素水が販売されています。世界中で水素水が飲まれる日も遠くないと思います。

第5章

病気に打ち克つ免疫の力

白血球はマクロファージから進化した

太田▼安保先生の免疫学は、白血球や自律神経などの研究から疾患の成り立ちや生命現象を読み解くという壮大なものですが、生物の進化という生命全体の流れのなかで一つひとつの現象を捉えていくという姿勢は、我われのミトコンドリア研究と通じるものがあると感じています。

安保▼ミトコンドリアの祖先は、20億年も前に地球上に増え始めた酸素からエネルギーを取り出し始めたわけですが、白血球の祖先といえば単細胞生物時代の生き残りである**マクロファージ**という免疫細胞でしょうね。

太田▼リンパ球や顆粒球など白血球にはさまざまな種類があって役割分担されていますが、これらはマクロファージから進化してきたのですか？

安保▼ はい。**体内に異物が入ってきたらそれを食べて処理する**というのがマクロファージの基本的な働きです。脊椎動物の頃から、白血球の進化が起こるわけですが、これはマクロファージから顆粒球、リンパ球へという進化です。つまり、マクロファージの貪食能（異物を直接食べる機能）を進化させたのが顆粒球、異物認識と接着能力を高めたのがリンパ球です。

太田▼ それまでのマクロファージの仕事を分担して、より専門性を高めたわけですね。**顆粒球は細菌などの大きめの異物を直接食べる仕事、リンパ球はもっと小さなウイルスや消化酵素で分断された異種タンパクなどを捕まえて殺す仕事**みたいな感じでしょうか。

古くから存在する機能のほうが万能である

安保▼ そんな感じでしょうね。それで、仕事の引き継ぎを終えたマクロファージが引退するかというと、そうでもない。

太田▼**「抗原提示」の仕事**が残っていますからね。抗体を作る指令を出すのはリンパ球のヘルパーT細胞ですが、その指示を出す仕事をしているわけですね。

安保▼面白いことに、**マクロファージをすべて取り除いてしまうと、免疫反応は起こりません。**リンパ球は指示をもらわないと抗原を認識することができないんですよ。

太田▼白血球のなかでマクロファージが占める割合はたしか5％程度ですよね。数が少ないだけにその役割は重役クラスといったところでしょうか。もともとマクロファージは顆粒球とリンパ球の役割を兼ね備えた存在だし。

安保▼自律神経との関係にもその違いは現れています。顆粒球はアドレナリンの受容体を持ち興奮状態など交感神経優位の状態で働きますが、リンパ球はアセチルコリンの受容体を持ち、リラックスした副交感神経優位の状態で働きます。マクロファージの場合は、アドレナリンとアセチルコリンの受容体を併せ持っていて、自律神経がどちら側に傾いても働くんですね。

太田▼ **古くから存在する機能のほうがオールマイティ**であるというのは、よくある話ですね。進化したものは特化された専門職的機能となります。物事が高度化して複雑になるということから考えれば当然のことですが、そのような歴史を経てきたことが忘れられて、高度化された機能のみしか見えなくなるのは問題です。

免疫も「己を知る」ことから

安保▼ その通りだと思います。なぜこのような機能が生まれたのかを理解していないと、それこそ壊れた機械の部品を交換するぐらいの発想しか生まれてこないでしょう。

白血球の世界では大元となるマクロファージが今でも残っているし、リンパ球に目を移してみても、NK細胞や胸腺外分化T細胞などの古いリンパ球は、数を減らしても決してなくならずに残っています。

これらの細胞がなぜ残っているかを考えることが大切で、一つひとつの臓器や細胞の存在には深い意味が隠されているのです。

太田▼ 古いリンパ球でいえば、先ほど話に出た〝古い免疫〟系の話ですよね。若い頃は活動的だから外来抗原に対する備えが必要で、顆粒球とリンパ球による防御を強化することが合理的であるのに対し、歳をとってからはある程度免疫がつき、外来抗原よりも内部の異物に対する防御が大切になってくるから自己免疫が大事になってくるという話でした。これは非常によくできたしくみですよね。

安保▼ もともと免疫は、自己同士を認識することから始まっているんです。異物を認識することが始まりではなく、**まず自己同士を認識し合い、そこに異物が侵入してきたら違和感を持つことで攻撃します。だからウイルスに感染した自己細胞やがん細胞を攻撃することも可能**なわけです。

太田▼**免疫も「己を知ること」から始まっているわけですね。**生物の進化過程では、外来抗原を意識し始めるのは割と後になってからですものね。

白血球の数値はどう読むか

安保▼白血球というとちょっと専門的な響きがあるせいか、一般の人にとってはとっつきにくい世界ですかね。

太田▼確かにそうでしょうね。血液検査で白血球数の数値を教えてもらったとしても、基準値の幅も広いから、その数値が何を示しているか理解しにくいでしょう。極端に数値が低かったり高かったりする場合を除けば、数値についてきちんと説明できる医師も少ないのではないでしょうか。

安保▼**白血球数は1マイクロリットルあたり3500～9500が正常値で、個人差が非常に大きい。この差は何なのかというと、活動量の個人差**ということです。

白血球の数は、一日に使用するエネルギー量に比例しています。小柄であまり動かない人ならば、エネルギー消費量は少なくてすみます。**あまり活動しないのであれば、細菌感染などの機会も減るから、体を守る白血球は少なくても大丈夫**という生体反応でしょうね。逆に**活動的で毎日10時間以上バリバリ働くような人は、感染症などにかかっていなくても白血球数が正常値を超えてしま**うものです。

「リンパ球比」で自分の免疫力を知る

太田▼自分の**免疫力を知る目安**として、**「リンパ球比」**について知っておくのもいいですね。

安保▼**「顆粒球60%・リンパ球35%・マクロファージ5%」が人間の平均値で、個人差があったとしても5%前後**ですかね。

一般の人でも、自分の普段のリンパ球比率を知っておくと健康管理に役に立ちますね。**リンパ球が下がるほど免疫力は下がり病気になりやすいという目安になります。リンパ球が少なくなるということは交感神経緊張が続いている証拠で、働きすぎや悩み事などによるストレスを抱えていないか注意**すべきですね。

太田▼ **人間のリンパ球は平均値が35%**ということですが、他の動物と比べるとどうなんでしょうね。

安保▼ まだ始めて半年くらいの研究ですが、さまざまな恒温動物（体温を一定に保てる動物）の顆粒球とリンパ球比を調べています。ネズミはリンパ球が70%ぐらいありますね。ライオンやトラなどもネズミパターンで、野生化している動物はほとんどが60～70%。それに比べ、偶蹄類（牛、鹿、駱駝、猪など）や犬猫など、人間と近しい動物は人間と同じくらいリンパ球が少ないです。

人間が家畜として飼育したりペットにするような動物が、人間と同じストレスパターンなんだね。それから、一番リンパ球が少ないのが、偶蹄類から海に入った海獣ですね。アシカやイルカ、クジラなどは、リンパ球が20%ぐらいしかありません。
　これはやはり、苦労の度合いがリンパ球の数値に現れているのかなあと。人間はいつも苦労している生物だし、家畜は人間に気をつかわなくてはいけないし、偶蹄類は敵に用心しながら常に聞き耳を立てて生活している。陸から海に戻った海獣たちは、必要に迫られて一番つらい道を歩んだのかなあ。

太田▼　イルカとかアザラシはずいぶん気楽にやってそうに見えますが、実際はそうでもなかったのですね。

安保▼　**人間の場合、病気が重くなるとリンパ球がどんどん減って、ほとんど20％台になってしまいます。死が間近という段階では、10％前後になってしまう。そこまでいくと寝たきり状態で、感染症などに襲われれば太刀打ちできない状態**です。

「生物学的二進法」という原点

太田▼ 安保先生が白血球の自律神経支配について研究し始めたきっかけは？

安保▼ 私が東北大学で学んでいた頃、恩師である斉藤章先生（元東北大学医学部講師・故人）が、このような考え方の基本を示していたからです。

「生物学的二進法」といって、簡略化された図で示されます（図6）。図の下に書かれた細菌やウイルス、異種タンパクの刺激によって、顆粒球とリンパ球の比率が変わります。

太田▼ 顆粒球はブドウ球菌や連鎖球菌など粒子の大きい細菌を処理し、リンパ球はウイルスなどの微生物を処理すると読み取れますね。

安保▼ 斉藤先生は、顆粒球が増えた状態の患者は頻脈（心拍数が増加している状態）

【図6】生物学的二進法

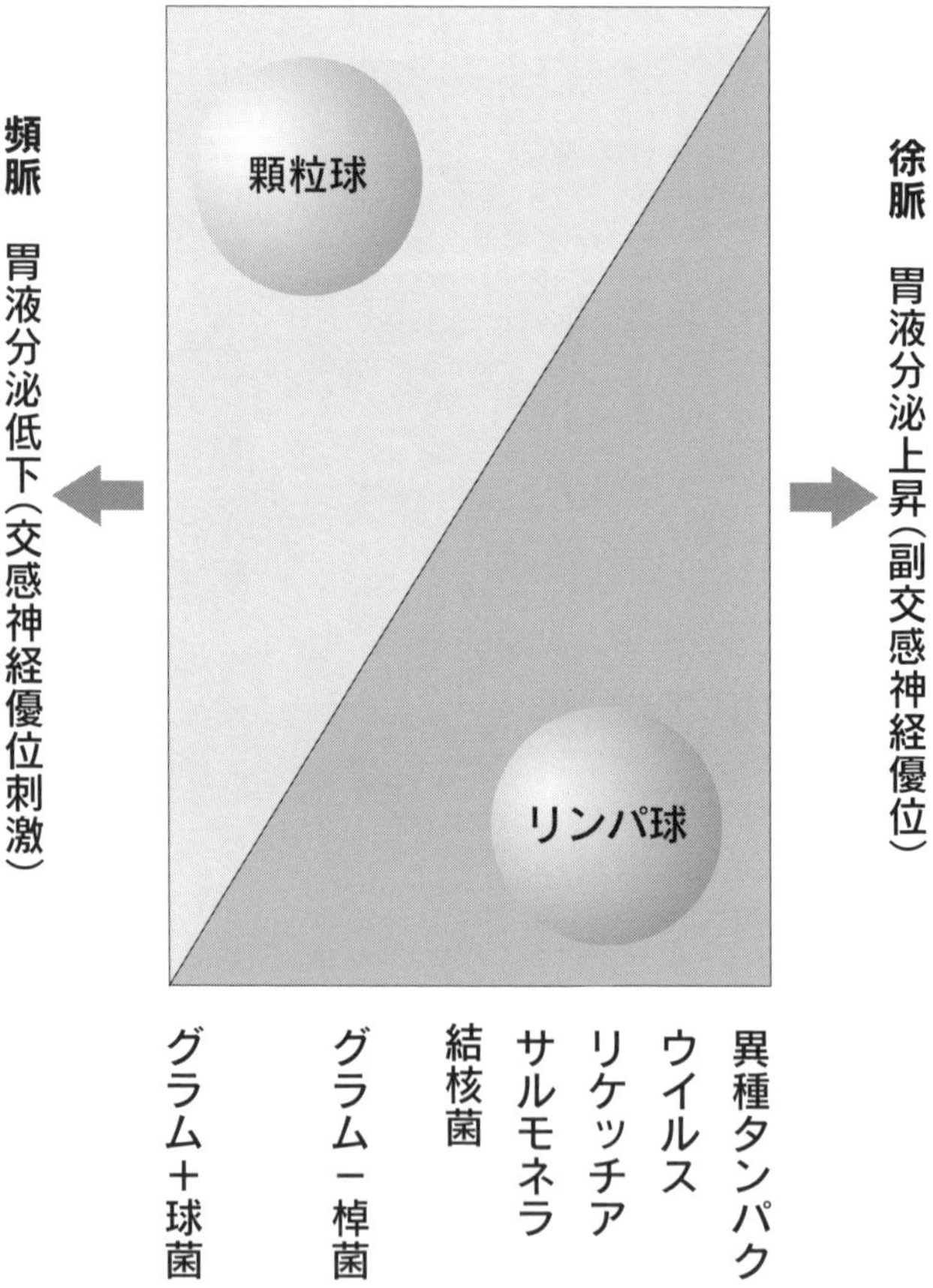
頻脈
胃液分泌低下（交感神経優位刺激）
顆粒球
リンパ球
徐脈
胃液分泌上昇（副交感神経優位）
異種タンパク
ウイルス
リケッチア
サルモネラ
結核菌
グラム－桿菌
グラム＋球菌

や胃液分泌低下といった交感神経優位な状態となり、リンパ球が増えた状態の患者は徐脈（心拍数が減少している状態）や胃液分泌上昇といった副交神経優位な状態になることを今から50年近く前に発見していました。
斉藤理論は戦後になって繰り返し学会発表されたのですが、世に受け入れられることなく今日に到っています。

太田▼当時にしてみれば画期的な考え方だったと思いますが、新しすぎて受け入れられなかったのですかね？

安保▼同じ時期にフレミングによるペニシリンの発見（1928年）があったんですね。世界で初めて発見された抗生物質が、結核菌などの感染症を治癒に導きもてはやされるような時代に、この理論は必要とされなかったのではないでしょうか。

太田▼時代が悪かったですね。抗生物質全盛の幕開け時代ですから、感染症による生体反応を明らかにしても、注目する人は少なかったでしょう。多くの感染症から開放された現代であれば、また注目度も違ったのでしょうが。

安保▼ そうですね。これほどの大発見なのに、斉藤先生の仕事はほとんど社会的な認知を受けることなく忘れ去られようとしていました。私は学生時代から斉藤先生の理論に感銘を受け、自分の研究に応用してきたのです。

生き方の偏りで、病気になる

太田▼ 白血球の自律神経支配とは、自然の摂理にかなった生体反応ですよね。

安保▼ もちろんです。正常な反応においては、体を守るためのしくみですね。**人間の生き方に偏りが生じると、つまり交感神経を過度に刺激し続けたり、逆に副交感神経が優位になりすぎるような楽な生活を続けていても、病気になる**ということです。

特に**現代人に多いのは、ストレスをため込むことによる生活習慣病**です。ストレスにより交感神経緊張が続くことで、アドレナリン分泌が促がされ顆粒球が増殖し、血管は収縮します。**血管収縮による血流障害が低体温・低酸素をもたらしてがんや脳梗塞などの原因となる**わけですね。

太田▼ 体のエネルギー経路でも同じようなことが生じます。活性酸素が発生する最大の原因はストレスであると言いましたが、ストレスを受けて分泌されるストレスホルモンによって血管が収縮し、血圧や血糖値が上昇します。血圧と血糖値の上昇により、酸素と糖分が不足するので急速な供給が必要となり、無理をしてでもエネルギーを作り続けようとします。そこで酸素が不足してくるのですが、苦しい状態は長続きしないのでふと緊張が途切れてしまう。その時に活性酸素が大量発生するわけです。**こんな状態を繰り返すことが、老化の進行を早めたり病気の原因となってしまいます。**

ストレス反応は生命保持のため

安保▼ 本能だけで生き延びている野生動物であれば、そういったストレス反応もプラスに使っていると思います。草食動物が肉食動物に追いかけられて命からがら血も凍る思いで逃げる時は、やはり交感神経の緊張状態で、低酸素、低体温、高血糖となります。これは瞬発力の解糖系エネルギーを発揮するには最高の条件になっていて、生命保持の一瞬のために活用しているんですね。

太田▼ 動物の場合は、本当に必要な時にだけストレス反応を使ってうまく生き延びているのでしょう。ライオンに狙われたシマウマが運悪く捕まってしまったとしても、そこで生命は終わるので無駄にストレスをためることもないわけです。

安保▼ 人間の場合は、生命保持という大事な時にだけ使うのではありませんね。限界を超えて頑張りすぎるとか、生真面目に悩みすぎるとかそんな状態が長引いていく。**低酸素、低体温、高血糖の状態が長引けば、生命の危機につながっていきます。**

太田▼瞬間的な解糖系エネルギーの発揮というのは、火事場の馬鹿力ってやつですね。一瞬だったら効果的なんだけど、それを長引かせると破綻してしまいます。血管を収縮して血流が滞るわけですから。

安保▼ずっと免疫学をやってきて、ストレスが強すぎることは危険だという考えがずっとありました。しかし、ミトコンドリアや解糖系といったエネルギー生成の問題を取り入れることで、**体のストレス反応も危機を乗り越えるための条件で、短いスパンであれば体の間違いではない**ということに気づいたんです。だけど、人間には理性があってそれが逆に自分を追い込んでしまう。それは人間特有の問題だという気がします。

太田▼動物にも心理ストレスはあるのかな？　マウスを狭い檻に閉じ込めたりすると、ストレスで記憶力が低下したりします。でもそれは人為的な話で、マウス自身の責任感でストレスをためることもなさそうだし、野生動物では心理ストレスはどうなんでしょうね？　やはり人間だけ特別なのかな。

がんは低体温、低酸素、高血糖への適応現象

安保▼ストレス反応を長引かせることでさまざまな病気になりますが、その究極が「がん」ですね。**がん細胞は、ストレスで起こる低体温、低酸素、高血糖の状態を長引かせて解糖系エネルギーにシフトしてしまった状態**です。

太田▼ワールブルグ効果ですね。がん細胞が、酸素がある状態でも解糖系によってエネルギーを作り出すことをワールブルグというドイツの生化学者が発見しています。

安保▼ワールブルグは今から80年近く前から、がんの特徴をつかんでいたんですね。私はそこからがんの成り立ちを考えたのですが、**がん細胞が解糖系の世界で増**

殖していくのは、低体温、低酸素、高血糖という身体の危機的な状況への適応現象なんですね。

太田▼ がん細胞からみれば生き延びるための方策で、その条件を作ったのは人間のストレスが多い生き方ということでしょうか。**がんはまた、歳をとるほどなりやすい病気ということができます。長生きする人が増えれば、がんになる人も多くなります。歳をとるほど細胞の修復能力は衰え、遺伝子が損傷して変異も多くなるからです。**

安保▼ がん遺伝子を調べていくと、正常な細胞も使っている増殖関連遺伝子や増殖を抑制するための遺伝子であることがわかってきました。つまり、解糖系生命体が持っていた分裂遺伝子ですね。これらはがん細胞になるための遺伝子というより、細胞分裂するための遺伝子と言うべきでしょう。

太田▼ がん遺伝子は、細胞を増やすアクセルみたいなものですからね。がん抑制遺伝子はブレーキですよね。**がん遺伝子やがん抑制遺伝子に傷がつく確率は、歳**

をとるほど高まっていくわけです。アクセルもブレーキも壊れちゃうと制御がきかなくなる。遺伝子が傷つくという意味では老化と同じで避けられないことですよね。

安保▼日本人の二人に一人はがんという時代ですからね。**老人が多い国は、自然とがん大国になるわけです。がんはありふれた病気だし、もはやそれほど怖がる必要もありません。低体温、低酸素、高血糖という状態から脱却すれば、がんは消滅していく**のですから。

そのためには、**ストレスをため込む生き方を改めて、ミトコンドリアを増やす生活を送ること**ですね。

ミトコンドリアDNAが傷つくと、がん死亡率が高まる

太田▼**もう一つ、ミトコンドリアにはがんを防ぐ重要なしくみが備わっています。**

がんになりかけた細胞は自ら死んでいく機構があるんです。それをアポトー

シスと言います。**ミトコンドリアには、細胞のアポトーシスを誘導、実行、制御する役割を担うたんぱく質があるから、ミトコンドリアがしっかり働くほどアポトーシスも確実に起こります。つまり、がん細胞に変化しやすい細胞はあらかじめアポトーシスで自殺させることでがん細胞にならないわけです。**

ところが、ミトコンドリアＤＮＡに変異があると、アポトーシスが抑制されることもわかってきました。

安保▼ ということは、**がん細胞にあるのは異常なミトコンドリアＤＮＡ**ですね。がん細胞ではミトコンドリアが正常にエネルギーを作らずに解糖系を使うというワールブルグの発見とつながります。

太田▼ そうですね。**ミトコンドリアＤＮＡの変異は、がん細胞で高頻度に見つかります。ミトコンドリアＤＮＡの変異もがんの原因の一つで、がん細胞の増殖を加速させる働きがあります。**

最近の研究では、**ミトコンドリアＤＮＡに大きな傷があると、がんは転移しやすく治りにくくなり、死亡率が高まる**ことがわかってきました。**抗がん剤や**

放射線治療の効果も低くなると言われています。

安保▼　がんを予防するにしろ治療するにしろ、やはりミトコンドリアがカギを握っています。**解糖系の働きに偏った状態を、ミトコンドリアを有効活用できる状態に戻して、分裂抑制遺伝子の出番を作ることが大切**ですね。

終　章

よく生きるとは、よく死ぬこと

インディオに学んだ「潔い死」

安保▼ アマゾン川流域に住むインディオの慣習に、とても感心したことがあります。その集落では、老衰で死を目前に控えた人の枕元に、自分で食べることができるように皿に盛られた食事を置いておくそうです。

本人は起きて家族とともに食事ができるほどの体力はなく、静かに横たわっています。そういう状態になってしまったら、家族が手助けをして食べ物を口に運んであげるとか、**栄養を摂るための手助けのような行為はしない**そうなのです。

もし本人に生きる力が残っていて腹が減ったら、枕もとに置かれた食事を自力で口に運び食べることができます。そして皿が空になったら、家族はまた食事を用意します。そんなことを繰り返して、ついには栄養を自力で摂ることができなくなり息を引き取っていくそうです。

もちろん家族の人は、死の淵に佇む人を見捨てて放置しているわけではありません。家族の誰もが、死に行く人と少しでも充実した時間をともに過ごしたいと願っているはずです。

太田▼ 一見冷酷な話のようにも思えますが、結局それが一番配慮された行為なのではないでしょうか。

安保▼ 死期を悟った動物は自ずと姿を隠すとよく言われますが、自ら栄養も摂らなくなるはずです。その方が安らかに死ぬことができますから。

免疫力もすっかり落ちて死が近づいた老人の口に、スプーンにのせた流動食を無理やり入れようとする光景をよく見かけます。**何とか生き延びてほしいと願う方の気持ちもよくわかりますが、やはり本人は苦しいはず**です。

過剰医療の反省期へ

太田▼ 点滴や胃ろう（胃に通した管からの栄養補給）にも同じことが言えますね。

消化する能力が弱くなってしまった人に、本人の意思に反して栄養を補給することはとても酷なことです。胃ろうに関しては、3年前にやっと老年医学会が考慮を求めるコメントを出しましたね。

安保▼ 胃ろうのような過剰医療に関して、この頃はやっと反省期に入ってきた気がしますね。胃ろうはやりすぎだという空気が社会に出てきて、ホッとしたという感じですね。

私が大学を卒業した頃は、胃ろうを作るという習慣はまだなかったんですよ。胃ろうがあたりまえになったのは、その後20年ぐらいの話ですよね。

太田▼ 胃ろうがあたりまえという時代ですね。当時は医師から「胃ろうをしますか?」と確認を受けることもほとんどなかったでしょう。点滴で栄養補給できなくなったら、次は胃ろう。胃ろうを拒否したら何を言われるかわからないという空気が漂っていました。

安保▼ そういう時期がしばらく続きましたよね。

太田▼ だから、「胃ろうをしないで」と言うには、**社会的コンセンサスが必要**なんです。

自分も母親に関して胃ろうをするかどうかの決断をせまられたことがありました。その時は胃ろうを断ったのですが、胃ろうができないということは薬も使えないということなので、胃ろうを断った3日後に亡くなってしまいました。

自分ではその方がいいと思って決めたのですが、いざ本人が亡くなってしまうと自分が殺してしまったような妙な気分になりましたね。

老衰と肺炎は、自然の摂理の範疇

安保▼ 社会全体がそういう意識になってコンセンサスをとれるようにならないと、なかなか難しい問題ですね。
それから私は、胃ろうよりも壮絶な現場を見たことがあるんです。講演会でまわった土地で見学した医療施設なのですが、100人ぐらいの寝たきりのお年寄りが、全員人工呼吸器をつけて死の訪れをを待っていたんですね。救急医療で命を救うためなら人工呼吸器も許されるけど、この光景には唖然としてしまいました。

太田▼ 完全に意識もない患者さんが、人工呼吸器で心臓を動かして呼吸しているだけという状態ですか。

安保▼ そうです。その施設では他の病院がもてあました患者さんを引き受けているとおっしゃっていましたが、体育館のような大きな部屋に、30床ほどの人工呼吸器とベッドが並んでいるのは異様な光景でしたね。

太田▼ **一度人工呼吸器を取り付けたら、死ぬまで外すことはできない**ですよね。へたに取り外したら、殺人罪で訴えられてしまいます。

安保▼ 呼吸しているだけで意識も反応もない患者さんばかりだから、家族が見舞いに来ることもありません。**そんな状態で15年間も放置されている人も**いましたね。

太田▼ それは医療費も大変な額になりますね。

安保▼ 保健診療だからこんなことができるというか、こんな事態が起こってしまうんですね。人工呼吸器などは、とても個人で負担できる額ではないですから。

太田▼ ここ数年はその反省が出てきたと思いますが、社会全体で取り組まないと変えることができない問題ですね。

安保▼ **病気をせずに長生きできた人間の死に方には二通りあると思います。最後は老衰か、免疫力が働かなくなって肺炎を起こす。この二つを悪いことだと思わずに、受け入れることが大切だと思います。**肺炎を起こすことを悪いと言ってしまうと、今話したような過剰医療の世界に向かってしまいます。

老衰や肺炎でこの世を去るのは、自然の摂理の範疇だと思うんです。その部分に医療があまり手を出さないでほしいですね。そして自分の最後を自分でしっかり選択できる時代になってほしいものです。

人は何のために長生きするのか

太田▼　そのためにも、健康に長く生きることの意義を知ることはとても大切だと思っています。

安保▼　人は何のために長生きするのでしょうね？

太田▼　人間は縄文の大昔から延々と、似たようなことを繰り返して文化を作り上げてきたんだと思います。新しい発明というのはたまにあるんだけど、何か一つ新しいものが生まれると、みんなでそれを真似し続けるんですね。

安保▼　確かに縄文式土器が発明されたら、みんなが似たような模様の焼き物を何千年も作り続けているね。みんなで真似をして、いろんなところに伝わっていく。

太田▼ 伝わっていくのは、地域的な横の広がりもあるけれど、世代という時間軸のつながりとしても伝わっていきます。

安保▼ 次世代への伝承ですね。伝えるためには、知識を持った人ができるだけたくさんいたほうがいいですね。

太田▼ 50年に1回ぐらいは天変地異も起きます。天変地異のような困難を乗り切るには、一人でも天変地異を経験した人が存在して、次世代に危険を知らせなくてはならないですよね。

安保▼ 長老が知恵を持っていれば、その部族は生き延びられるわけだ。
人類がこれまでに残してきた壮大な文化を振り返れば、1世代や2世代の工夫ではとても発達させることはできないものです。そう考えると、よくここまで伝えてくることができたなと感心します。伝えるためには経験が必要だから、長く生きるほど多くのことを確実に伝えることができますね。

太田▼人間は、生物のなかでは相当な長寿ですよね。生物の寿命は体の大きさで大体決まってしまうと何度か話しましたが、人間よりも体が巨大なゾウの寿命はせいぜい80年だし、人間と99％ＤＮＡが同じであるチンパンジーは長く生きても50年ちょっとです。

人間はこれらの動物に比べて抗酸化能力が高いこと、遺伝子修復能力が優れていることが知られています。だけどここまで寿命に差があると、それだけでは説明できないのではないか、何か他のバイアスがかかっているのではないかと思います。

安保▼そう考えると、人間が伝えてきた知恵も関係していそうだね。

太田▼知恵の伝承は、他の動物にはない能力ですよね。これだけの寿命を種族として獲得したので、知識をしっかり伝え続けることが可能になり、生きのびてこられたのかもしれません。脳がいくら発達しても寿命が短いと知識を伝えられないので、あまり役に立たないですね。

安保▼知識を継承し生かしていくためには、やはり長生きしたほうが勝ちですね。これまでの人類の歴史を振り返ると、長生きする人がいなかったら文化はこれほど進まなかっただろうし、へたをしたら滅亡していたかもしれません。

老化を遅くする方法

太田▼人間が老化する原因についてはまだ明らかになっていないことも多いですが、大枠としてはかなりのことがわかってきました。**私たちの細胞や遺伝子は、何度も修復されるたびにエラーや損傷を繰り返してしだいに壊れてくるのです。細胞を修復する酵素がうまく機能しなくなってきて歳をとる**わけです。

安保▼**ミトコンドリアでうまくエネルギーが作れなくなり、免疫力が落ちてきた状**態ですね。

太田▼　歳をとると、体のなかに異物が増えてくるわけですね。例えばコレステロールについて考えると、コレステロール自体は体に悪さをしません。単にコレステロールがたくさんあるだけでは動脈硬化を起こしません。

ところが**コレステロールが酸化すると異物と判断され、体の敵に**なります。体内では敵を攻撃する反応が多くなり、体がダメージを受けてしまいます。

トランス脂肪酸が体に悪いとよく言われます。なぜ体に悪いのかというと、あれもやっぱり私たちの体からしてみれば異物、つまり敵なんですね。それを排除しようとしているうちに、動脈硬化を起こす危険性が出てきてしまうのですね。

安保▼　歳をとると、免疫系の働きは体内異物への対応が多くなってきます。**大事なことは、体のなかになるべく異物を作らないように気をつけること**ですね。

太田▼　そのためにはやはり、**ミトコンドリアを増やして活性酸素を極力減らすこと。**エネルギーを効率よくたくさん作って、活性酸素によるダメージの少ない生活を送る。

ミトコンドリアを増やす方法について今日はいろいろお話しましたが、**何よりも適度な運動が大事**です。本人にとって少し負荷の強い運動を、ウォームアップとクールダウンをうまく取り入れて行うことです。

安保▼ 何事も急がない。急激にやらないことが大事だね。

太田▼ そう。**活性酸素が生まれるのは、急激にエネルギーを作った時、急に酸素を取り入れた時、それから早食いやストレスがかかった時**です。何でも急激に行うことが良くない。心の余裕を持ってゆっくりやることを心がけることですね。

安保▼ **ストレスで疲弊しない生活を心がけることも大事。**酸素を使ってエネルギーを作るミトコンドリアは、体温が適度に高い状態で元気になります。**健康な人の平熱は36・5度ぐらい。これが35度代まで下がると、体調不良やさまざまな病気につながります。**

ストレスで緊張して低体温・低酸素の状態は解糖系のがんの世界だから、リラックスして血流を促がして体を温めると、免疫力も高まって健康長寿の世界

に近づきます。

好奇心がミトコンドリアを増やす

太田▼　今自分で心の余裕を持ってゆっくりやることが大切と言いましたが、ゆっくりやることで活性酸素が生まれないことはいいのだけど、あんまりゆっくりすぎるとこんどはミトコンドリアが増えにくいということになってしまいます。どうしましょう（笑）。

安保▼　なんだか禅問答みたいですね（笑）。**基本的には余裕を持ってゆっくりやったほうがいいけど、頑張る時には頑張るメリハリも必要**ということですかね。**私が長生きしたいのは、もっと研究を続けて人の役に立ちたいと思うから**です。そのためには今でもけっこう無理しちゃってるとこありますよ。やっぱりその辺の**さじ加減は自分にしかわからないし、自分の判断でやるしかない**ですね。

太田▼安保先生の場合は研究で人の役に立ちたいという気持ちがある。僕も研究者だから同じですが、それは生きていくうえでのある種の欲望ですよね。この欲望が好奇心を育てて元気の元になっている。脳の血流が多いとミトコンドリアは増えるし、元気になる。つまり、**楽しいことや目標があって元気だからエネルギーが必要になって、ミトコンドリアが活性化する**と思います。

安保▼それ、大事だなあ。さっき、長寿の人はわがままって話が出たじゃない。わがままな人は自分の欲求に素直なわけで、そういった気持ちが好奇心や生きがいを生むんでしょうね。といっても、あんまりわがままずぎると周りに迷惑かけるから、ほどほどにやらないといけないけど（笑）。

太田▼そう考えると、普段どんな気持ちで過ごしているかでずいぶん変わってきますね。**いつも何か楽しみがあってワクワクしているほうが、エネルギーも必要になりミトコンドリアも増えて活性化する**わけです。

安保▼ **急がず焦らず、だけどのんびりしすぎずに頑張る時にはほどほどに頑張る。**
これが健康長寿の秘訣ですね。

太田▼ そうですね。そしてそれは、**自分の限界を知ること、まず己を知ることから始まる**んでしょうね。

おわりに

2011年のNHKスペシャル「あなたの寿命は延ばせる」では、冒頭で、老化の原因として、**「ミトコンドリア」**と**「免疫」**の二つをあげていました。私の専門はミトコンドリア、安保先生は免疫の専門家ですので、それぞれの立場から対談するという企画をいただき、即座に大賛成しました。また、安保先生は博学なので、いろいろな話が聞けるのが楽しみでした。私もいろいろなことに興味があるので、楽しい話ができるのではないかとワクワクしながら、話を始めることができました。そして、安保先生は暖かい心の持ち主なので、私の話にも暖かみを加えていただけたように思います。

最初に「何歳であってもこれからの時代を健康に生きていくためには、**病気にならないだけではなく、元気に楽しめる気持ちを持つことがすごく大切**だと思います。この対談は、そのための作戦会議のようなものです」と話しました。この作戦会議は、マニュアルではなく、一人ひとりが自分をよく知り、自分なりに対応していくということです。**「少しきつめの運動」**というのは、○kmを○○時間で走るというものではありません。「疲れが残らなくて、筋肉痛にならないで、頑張れる程度」は人それぞれです。その目安を知るには、**自分の体と精神を知ることが大切ですが、それを知るには、他の人のデータを本から得るのではなく、自分を試すこと**です。疲れが残るなら、もう少し軽めにしようとか、もっと頑張れるようなら、もう少し頑張ってみようかと、自分を試すことで自分がわかってくるはずです。

この対談を終わった後は、お酒を飲みながら、お互いの研究生活の苦労話ができました。安保先生はいつも斬新なアイデアを持って、他の人とは少し違う視点で研究に対してきましたので、論文がなかなか受理されずに苦労した話に花が咲きました。何事も他の人とは違う、新しいことをするのは苦労が多いものです。私は、理学部の化学科をかわきりに、薬学系の大学院を経て、現在は医科大学の教授です。やはり、経歴も他の人とは違っているし、斬新な視点で研究を進めているので、似たところがあり楽しい話でした。

科学には、ワクワクと知的好奇心をみたす魅力があります。また、生活の役に立てるという面も持っています。そこが、芸術とは異なるところです。この二つを満たす研究テーマはなかなかないのですが、ミトコンドリアと免疫は、その二つを満たす魅力的なテーマです。学問のための学問よりも、生活に役に立ってこそ、学問の価値も上がるものです。**「科学は実用化されて光り輝く。いぶし銀も否定してはならない」**というのが私のモットーです。ただ、漫然と研究していても、役に立てるところまで到達できるわけでないので、いつも役に立つにはどうしたらいいかという視点から考えていることが大切です。同時に、すぐには役に立たないかもしれないけど、がっちりと基礎を作ることを否定しては、長い目で見れば役に立つこともできません。「いぶし銀も否定してはならない」はそういう意味です。

ミトコンドリアから発生する活性酸素のプラスの面を残しながら、活性酸素の害というマイナスの面をどう取り除いたらいいかという視点から、2015年から水素の研究を始めました。水素は、病気や老化の根本的なところに作用しますので、非常に広い応用が望めるはずです。**現在、さまざまな病気の臨床試験で水素の効果を調べていますので、将来の医療には大きな影響を与えるはず**です。現在のままの医療費がどんどんかかるような状況が続けば、社会が維持できません。水素を使って、病気の予防ができ医療費を抑えることができるようになり、将来に夢の持てる社会になればと期待しています。

2016年4月

太田成男

【著者紹介】

安保徹（あぼ・とおる）

新潟大学名誉教授。1947年青森県生まれ。東北大学医学部卒業。東北大学歯学部微生物学助手、米国アラバマ大学留学を経て、新潟大学医学部医動物学講座教授、新潟大学大学院医歯学総合研究科教授を務める。2013年に退職し、現職。ヒトNK細胞抗原CD57に対するモノクローナル抗体（Leu － 7）の作成（1980年）、胸腺外分化T細胞の発見（1990年）、白血球の自律神経支配解明（1996年）など、免疫、自律神経、エネルギー生成のメカニズムから体の仕組みを解き明かす免疫学の世界的権威。2016年12月逝去。

主著に『免疫革命』（講談社＋α文庫）、『医療が病いをつくる』（岩波現代文庫）、『病気は自分で治す』（新潮文庫）、『長寿革命』（実業之日本社）など

太田成男（おおた・しげお）

日本医科大学教授。1951年福島県生まれ。東京大学理学部化学科卒業。スイス連邦バーゼル大学バイオセンター研究所研究員、自治医科大学講師、助教授などを経て、現在は日本医科大学大学院医学研究科細胞生物学分野教授。日本ミトコンドリア学会前理事長、日本分子状水素医学生物学会理事長などを務める。ミトコンドリア研究を基礎とした水素医学では、副作用のない抗酸化作用などこれまでにない新たな概念を次々と提示。医療における水素研究分野では世界を牽引する第一人者として、大きな注目を集めている。

主著に『ミトコンドリアのちから』（新潮社／共著）、『体が若くなる技術』（サンマーク出版）、『水素水とサビない身体』（小学館）など。監修書に『ウォルター先生の水素のはなし』（産学社、おおたふみあき作）、『水素美容のひみつ』（産学社、早坂理恵著）など

安保流×太田流　老いない人の健康術
――「免疫」と「水素」の力で、死ぬまで元気！

初版1刷発行●2016年 4月30日
2刷発行●2023年 9月30日

著　者
安保徹・太田成男

発行者
薗部良徳

発行所
㈱産学社
〒101-0061 東京都千代田区神田神保町3-10 豊栄ビル　Tel. 03(6272)9313　Fax. 03(3515)3660
http://sangakusha.jp/
印刷所
㈱ティーケー出版印刷

ISBN 978-4-7825-3437-3 C1047